Pilates
con
balón

Pilates
con
balón

El ejercicio más popular
del mundo
usando un balón

Colleen Craig

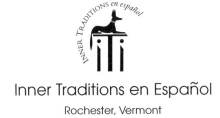

Inner Traditions en Español
Rochester, Vermont

Lasser Press
Mexicana, s.a. de c.v.
México, D.F.

Inner Traditions en Español
One Park Street
Rochester, Vermont 05767
www.InnerTraditions.com

LasserPress Mexicana, S.A. de C.V.
Praga 56 Colonia Juárez
México D.F

Inner Traditions en Español es una división de Inner Tradition International

Título original: *Pilates on the Ball*

Traducción al español por Martha Laura Malo Esparza de la edición en inglés de Inner Traditions International

Nota para el lector: La intención de este libro es ser sólo una guía de información. Los remedios, enfoques y técnicas descritas aquí, tienen el propósito de complementar y no de ser un sustituto, una asistencia médica profesional o un tratamiento. No deberán usarse para tratar algún problema serio, sin la previa consulta con un profesional calificado en el cuidado de la salud.

Diseño de texto por Cindy Sutherland, arreglos de Priscilla Baker y Viginia Scott Bowman. Este libro fue tipografiado en Goudy con Avant Garde para resaltar.

ISBN 0-89281-694-5 (InnerTraditions en Español)
ISBN 968-458-52-7 (Lasser Press)

Impreso en los Estados Unidos por Capital City Press
Printed in the United States by Capital City Press

10 9 8 7 6 5 4 3 2 1

Contenidos

Prefacio

La primera vez que asistí a una clase de balón, hacer ejercicio con un gran balón de vinilo, inflado, fue en la YMCA de mi localidad. Empecé la clase llena de energía y seguridad en mí Traductor: Martha Laura Malo Esparza; Traducción de: Pilates on the ball misma. Después de todo, no es cierto que al acostarse horizontalmente sobre un tapete se lucha con la gravedad. Me admiré de mí misma al rodar y balancear, estirar y atacar, lanzar alto el balón al aire y atrapándolo entre mis pies como un cirquero. ¡Vaya!

A la mitad de la clase de cuarenta minutos, me faltaban el aliento y la fuerzas. Mis ojos iban y venían del reloj al rostro de la instructora: ¿por qué nos estaba torturando? Observé a los otros participantes. Una pareja se estaba quejando o sonriendo irónicamente de sus propias debilidades, al momento en que se rendían, exhaustos, cayendo al piso cerca de sus balones.

Para mí era raro, como participante en una clase de mente/cuerpo, que me importara el progreso de los otros asistentes, pero tenía que evaluar cómo se las estaban arreglando los demás. Nada en mi pasado físico, ni todos los años de entrenamiento de danza, las competencias infantiles de gimnasia, ni el vasto entrenamiento de Pilates, me había preparado lo suficiente para el asombroso vigor del trabajo con balón. Cada músculo de mi cuerpo estaba vivo: hasta los abdominales, que yo creía duros como una roca, se estaban quejando. Había planeado ir al salón de pesas después de la clase de cuarenta minutos, pero apenas pude arrastrar el peine por mi cabello. En cambio me desplomé en una silla de la cafetería de la YMCA y traté de entender qué había pasado.

Frecuentemente presumía que a mis cuarenta y tantos años, era más fuerte que cuando tenía veinticinco. Clamaba que Pilates había realineado y vuelto a dar forma a mi cuerpo, realzado mi conciencia mente/cuerpo y cultivado una profunda fuerza central de fuerza que nunca creí poseer. Con todo, el balón había deshecho la imagen que tenía de mí misma. Al ejecutar algunos ejercicios, no tenía idea qué músculos reclutar para lograr el balance y control necesarios. Por primera vez, entendí el total significado de la palabra *reclutar* —adecuada en el lenguaje militar— para describir la movilización física de los músculos. Nunca había tenido ningún sentido para mí, en el contexto de las clases de movimiento, excepto ahora, trasladado de forma sutil, al desafío del trabajo con balón.

Al mismo tiempo que analizaba críticamente el balón, también estaba saboreando la felicidad del ejercicio. Nunca antes experimenté esos profundos y agradables estiramientos. Me había recostado de espaldas sobre el balón y sentido cómo mi espina se hacía una con la forma de la esfera, mientras que la gravedad, al jalar, me abría deliciosamente hueso por hueso. Tampoco había percibido tal eficiente y funcional uso de mi cuerpo. Realicé una serie de ejercicios de brazos, en los cuales no sólo se comprometían estos y los hombros, sino también el torso completo. Y casi al final del ejercicio, cuando se nos permitió poner nuestros agotados cuerpos sobre los balones y caer en la seductora postura que el instructor apodaba "un pedacito de cielo", tuve un destello de algo parecido a la serenidad del vientre materno, con la respiración como mi única compañera.

Poco después de esa primera y funesta experiencia, empecé a valorar las clases grupales de tapete que impartía cada semana, basada en las enseñanzas de Joseph Pilates. Por lo general, en una sesión tradicional, privada, de Pilates, se trabaja la mitad del tiempo en el tapete y la otra mitad en los aparatos. Joseph Pilates diseñó piezas específicas de equipo para agregar resistencia al trabajo en el tapete y para aumentar el estiramiento, ambos son la clave para un efectivo ejercicio de hueso y músculo. Sin embargo, estas piezas de equipo, que se encuentran en exclusiva en los estudios Pilates, son caras y no del todo portátiles. En una situación de grupo, usted está restringido a los ejercicios en el tapete. Esto siempre me ha parecido una deficiencia. Si tan sólo yo pudiera de alguna manera integrar el balón a mis clases de grupo, para que el usuario disfrute, desde el principio, de todos los beneficios de la resistencia y apoyo de las pesas. Además, el balón mostraría a los estudiantes de tapete al repertorio de rutinas basadas en equipos.

En mi entrenamiento Pilates no se usaron los ejercicios con balones, ni forman parte del equipo asociado con el Método Pilates. Sin embargo, yo tenía el potencial para crear algo nuevo y hacer que todo lo bueno de Pilates fuera incluso más efectivo para mis estudiantes. Metódicamente recorrí, uno a uno, todos los ejercicios basados en aparatos y tapete para determinar cuáles, con balón, podría mejorar. A diferencia de las clases de la YMCA con sus repeticiones extenuantes y énfasis en los aeróbicos, traté de permanecer lo más cerca posible a mi experiencia y vasto entrenamiento Pilates y, del mismo modo, lo más fiel que pudiera a la ciencia y principios del método. Cuando empecé a compartir *Pilates con balón* con otros maestros de mismo sistema, fisioterapeu-

[1] N. T. Flexiones de pecho o push-ups

tas, maestros de educación física y editores de acondicionamientos físicos, su abrumadora respuesta confirmó lo que ya sabía: que estaba tras algo bueno.

No obstante, fue sólo cuando empecé a enseñar *Pilates con balón* a muchos estudiantes, todos de diferentes edades y niveles de acondicionamiento físico, que aprecié totalmente qué tan milagroso es el ejercicio con balón. Incluso las personas que no hacían ejercicio, adultos sedentarios, alegremente se pusieron a gatas, sobre las manos y rodillas, y realizaron una serie de sanas lagartijas.[1] Las exigencias del balón y la manera en que les enseñó a moverse con todo el cuerpo, admiró a la élite de los atletas. Las personas pudieron conectarse con el balón de una manera que era imposible hacerlo con una máquina o un tapete y fueron descubriendo en este método de movimiento, exactamente lo que querían del ejercicio.

Trabajar con el balón fue divertido y a la vez transformador; vigoroso, pero seguro; un método que se dirige a la espina, la cintura, al tono muscular, la flexibilidad y a la habilidad para relajarse. ¿Qué fue eso que habló de forma tan completa a todo el cuerpo? ¡Y los grandes y maravillosos balones inflados! El sólo mirarlos, hizo que las caras de los adultos se iluminaran con anticipación.

Al final, la experiencia del placer puede ser el aspecto más significativo que el balón trae a cualquier sesión. A pesar del impresionante acondicionamiento profundo del cuerpo, los beneficios cardiovasculares y de postura, y el sorprendente balance y la práctica de coordinación, el balón, en realidad, no consiste tanto en un ejercicio como en un juego. Rompe nuestros hábitos y juicios de adultos, calma nuestras lesiones, físicas y emocionales, y nos vuelve a conectar con la niñez o por lo menos, con una parte de nuestro que es más joven, más libre y desahogada.

El balón juega descaradamente con la gravedad para crear un doble golpe de placer y peligro. Mientras ruedo lentamente sobre la curva de mi balón, boca abajo o de espaldas, en una profunda expansión que abre mi corazón hacia el cielo, me pregunto si no es así como se debe de sentir caer ingrávidamente en el espacio.

Introducción

¿Cielo o Infierno?
Nuestra relación con la actividad física

La historia de Ingrid

Durante un reciente viaje al África, tomé té con Ingrid, una mujer de setenta años, viuda de un diplomático europeo. Mis amigos y yo nos sentamos en una terraza que daba a un desordenado jardín silvestre con enredaderas, higueras y hojas sin barrer; un oasis donde incluso, al final de un invierno africano, los insectos, pájaros y flores medraban. El sol pegaba muy fuerte pero caía rápidamente mientras llegaba el té, estilo colonial, que un sirviente trajo en una charola bien dispuesta. Mis amigos entramparon a Ingrid para que hablara sobre su estadía en diversas ciudades de África, a donde habían vivido ella y su esposo. "Sudán, Egipto, Congo, Kenia, Uganda" —dijo a una voz—. Tenía la edad de mi madre, pero había vivido de una manera que yo no podía imaginar. No fue una vida de compras en centros comerciales, juntas escolares ni clases de pintura, sino una de bombardeos terroristas, ataques con granadas, casas lujosas sobre pilotes con vista a océanos extranjeros; una vida decadente con demasiada bebida y cigarros.

El intenso frío nos hizo entrar. Nos sentamos en sofás de piel, frente a una enorme chimenea de piedra, rodeada de tapetes de piel de animales y taburetes decorados con cuentas. Todos los ojos estaban puestos en la esposa del diplomático, de ojos azules y envejecida por el sol, que reacomodaba unos cabellos sueltos que caían sobre su cara, en un peinado que recordaba a una joven actriz de Hollywood de los años 50s. Una vez, en Uganda, fue empujada a un baño a la medianoche por el ruido de guerrilleros con rifles AK-47, que entraban y salían, pisando fuerte, exactamente en el cuarto contiguo. Después de la caída de Idi Amin, Ingrid se metió en la casa del dictador, que había sido saqueada, para llevarse un taburete y un teléfono. Estas anécdotas hubieran tenido a un historiador o a un periodista en un salto. Pero, lo que hizo a mis oídos avivarse, fue su anuncio de cómo había transformado el enorme campo lleno de piedras que rodeaba

1

¿sabía que?

- Pilates puede mejorar su postura. Se sentirá más alto.

- Pilates hace músculos largos, sin grasa ni volumen.

- Pilates mejora la resistencia, coordinación, flexibilidad y movilidad de las articulaciones.

- Pilates afirma los abdominales; previene y cura el dolor de la espalda baja.

- Pilates relaja y rejuvenece.

su nueva casa, en un exuberante jardín. Su esposo —explicó— había muerto dos años antes, poco después de que ella empezara a marchitarse y necesitara usar un bastón. Un día vio a través de un espejo, un vaso de cristal lleno de whisky que tenía cerca, para admitir que otra vez había dejado de beber y que había envejecido —un "esqueleto" viviente en otra ciudad africana radicalmente transformada. En aquel momento una cercana amiga la había ayudado a dejar la bebida. Sobria y sola, se vio forzada a tomar el control de su vida.

—¿Qué hizo? —pregunté.

El fuego brillaba en la chimenea detrás de ella. "Trabajo físico, como un hombre" —dijo con una pequeña sonrisa—. "Diseñé el jardín. Ordené camiones con cargas de tierra. Trabajé en los dos viveros. Por supuesto que recibí ayuda. Me tuve que deshacer de los 'palos'. Estos, que ustedes llaman bastones, me contuvieron de plantar".

"¿Qué hace ahora?" —le pregunté—. "Tenía dos jardineros que aparecieron para hacerse cargo de mucho del trabajo del jardín".

"Aeróbic acuáticos" —dijo—. "Empecé hace ocho meses. Voy cada tercer día. Los aeróbics en la alberca me condujeron a las caminatas en el centro comercial".

—¿Caminatas en el centro comercial?

"Cuando no nado, camino. Está muy organizado. Lo juro por Dios, hasta nos toman el tiempo con cronómetros. Parezco una americana" —rió—. ¿Me pueden imaginar caminando en círculos dentro de un centro comercial? Pero lo adoro.

—¿En serio? —exclamó uno de mis amigos—. Igual que yo, estaba, sin duda, tratando de imaginar a Ingrid en zapatos tenis y ropa deportiva.

Ingrid asintió.

Detrás de la silla en la que estaba sentada, Ingrid había arreglado algunas vainas gordas de color púrpura y café junto con unas flores secas. Yo sabía que antes de echar las semillas, estas vainas se abren con un chasquido que se puede oír desde lejos. Una mirada a estas vainas maravillosas y me vino a la memoria el poder transformador de un nuevo comienzo.

"Mi vida está salvada" —agregó Ingrid después de un momento—. "Mi cara está vieja. Me avergüenza. Pero mi cuerpo, canta".

El movimiento y usted

¿Cuál es su relación con la actividad física? ¿Es que la mayoría de su vida ha despreciado el ejercicio, hasta el punto en que la sola idea de una caminata, es aburrida?, o ¿se lanza alocadamente de una actividad a otra, de una nueva fase de entrenamiento a otra? Posiblemente usted es uno de esos, tan nombrados, guerreros de fin de semana, personas que no hacen nada físico toda la semana, y luego, en la primera oportunidad, se lanzan a hacer ejercicios frenéticos y prolongados, pedaleando todo el día en una bicicleta en malas condiciones o nadando sin parar, de un lado al otro de un lago. O a lo mejor su condición física es relativamente buena. Tiene la disciplina suficiente para introducirse en tres sesiones a la semana en su YMCA, pero está terriblemente aburrido de la misma vieja rutina. Contrariado, se encuentra a sí mismo en el piso, con los pies enganchados bajo una pesada barra, forzándose a hacer docenas y docenas de abdominales. Pero a pesar de sus esfuerzos, no logra alcanzar los resultados deseados.

Durante toda mi vida, he tenido la oportunidad de vivir en diversos continentes y aprender de personas y culturas diferentes. En muchos países he sido testigo de que, al igual que nosotros los norteamericanos, la relación que existe con el ejercicio no es la correcta. En Rusia, vi gentes cansadas hasta los huesos por la tensión de la vida diaria, con un cansancio igual al de los perros callejeros que duermen fuera de las estaciones del Metro; con todo, estas mismas personas se lanzarán a hacer una serie de lagartijas en sus apretados departamentos. Puede ser que no vuelvan a hacer ejercicio en meses, hasta en años. En Sudáfrica, he visto activistas ponerse zapatos tenis rotos y correr diez kilómetros para después fumar muchísimo en sus juntas. En Norteamérica usamos nuestros autos para ir a la tienda de la esquina que está a dos cuadras, para luego sentarnos en bicicletas fijas, a menudo enfrente de la televisión, sin estar conscientes de nuestra postura o técnica. Durante veinte años, me aislé de mi cuerpo, a pesar de mi extenso pasado en el movimiento de danza y ballet, en la creencia de que la búsqueda intelectual era "noble" y la física "superficial".

No son sólo nuestras actitudes las que hacen difícil sostener una saludable relación con la actividad física. Algunos de nosotros tenemos limitaciones físicas o nos estamos recuperando de un dolor crónico o alguna lesión. Creemos que por tener una rodilla o un tobillo débil, nunca seremos capaces de inclinarnos hacia delante para sembrar el jardín o ponernos en cuclillas ante un niño por el tiempo necesario; no nos importa acostarnos cómodamente sobre nuestros estómagos bajo la copa de un árbol o girar sobre nuestras manos y rodillas para admirar la belleza de nuestros jardines. Nos intimida la idea de probar un nuevo deporte, por el miedo de empeorar una lesión o desgarrar algún músculo que no usamos.

Todos los días leemos un nuevo artículo o vemos un programa de televisión sobre los beneficios del ejercicio. Sabemos qué bien nos sentimos después de una larga caminata. Nos damos cuenta de lo graciosos que son nuestros animales y que buena condición tienen cuando disfrutan de sus estiramientos. Sabemos de estudios que atestiguan el hecho de que el ejercicio rejuvenece los cuerpos avejentados, calman el estrés y la ansiedad, disminuyen la presión arterial y atenúan el riesgo de muchas enfermedades. Algunos métodos de ejercicios, incluyendo *Pilates con balón*, afirman hacer todavía más. Pero el éxito de cualquier enfoque al ejercicio recae en la responsabilidad del participante, quién los realiza y cómo se conecte mental, emocional y físicamente a ese método. Tengo la esperanza de que usted, como muchas otras personas, abrazará totalmente *Pilates con balón* y le permitirá ser una respuesta a sus deseos de movimiento.

¿Quién obtiene el beneficio?

Este libro presenta una amplia y diversa variedad de posibilidades de movimiento para ayudarle a redescubrir cómo moverse, estirarse, bailar y jugar,

preguntas para reflexionar: ¿Qué falta en su ejercicio?

¿Cómo ha seleccionado sus ejercicios en el pasado? Estamos tan influenciados por los medios, amigos y parejas, que probamos los entrenamientos de acondicionamiento físico, sin saber lo que necesitamos.

¿Qué le hace falta en su entrenamiento? ¿Intensidad? ¿Placer? ¿Satisfacción? ¿Reto? ¿Variedad? ¿Relajación?

¿Cuál es su razón para ejercitarse? ¿Los amigos o la presión de los medios? ¿La medicina preventiva? ¿Terapia física para recuperar la pérdida de fuerza o coordinación por una enfermedad o lesión?

¿Alguna vez deseó, en retrospectiva, haber practicado un deporte en particular o intentado una actividad física? ¿Cuáles y por qué?

En última instancia, ¿qué le gustaría obtener de *Pilates con balón*?

3

preguntas a considerar: restricciones médicas y físicas

¿Qué restricciones físicas tiene usted? ¿Qué lesiones o enfermedades?

¿Qué parte del cuerpo tiende a estresar o experimentar dolor e incomodidad? ¿Ha ido con su doctor o profesional médico para ver si usted sufre de algún problema de salud o condición, que pueda impedirle participar en este programa de ejercicio?

saludable y alegremente. Dependiendo de su nivel de condición física y curiosidad, usted puede aprender cualquier cosa, desde ejercicios curativos hasta los muy desafiantes. *Pilates con balón* estimula algo más que los músculos, y muchas personas, de diferentes clases, obtendrán beneficios. Si el principiante, permanece dentro de las modificaciones y trabaja a su propia velocidad, encontrará que el ejercicio con balón es más manejable que muchos otros métodos y hasta quien no hace ejercicio, posiblemente con sobrepeso y antes sedentario puede empezar haciendo unos pocos ejercicios abdominales seguros en el tapete y luego usar el balón para sentarse, balancearse o estirarse alrededor de él. Las personas que se están recuperando de lesiones y restricciones físicas pueden seguir las modificaciones terapéuticas y agregar más variaciones rigurosas conforme su fuerza aumente.

La intensidad y reto del balón les gusta tanto a los hombres como a las mujeres, y lo usarán como una manera de deshacerse del tedio del ejercicio. Más importante, el balón rompe los patrones de movimiento existentes y les ayudará a conectarse con una sección de músculos que no usan, para trabajar el lado "débil" del cuerpo y no sólo el "fuerte". Como para muchos otros, probablemente a usted le será más fácil conectarse al balón que a una máquina. El balón añade una suave resistencia a cada ejercicio que construye músculos largos y sin grasa, libera los patrones de sostener la respiración y actúa como un excelente relajador de estrés. Rebotar sobre el balón es divertido y una forma segura de perder peso, además de incrementar el acondicionamiento cardiovascular. Bailarines y atletas usarán *Pilates con balón* para corregir problemas de postura y balancear un cuerpo que ha confiado, crónicamente, en determinados músculos para actuar a expensas de otros.

Ya sea usted un principiante o un experto profesional en movimiento, está listo para el reto y la diversión de *Pilates con balón*. Puede ser que esté familiarizado con el *Método Pilates*, pero para usted es nuevo lo del balón, o viceversa. A lo mejor no conoce ninguno de los dos y simplemente quiere un ejercicio efectivo, pero seguro e inteligente.

Movimiento con significado: el entrenamiento Inteligente

En la época de las cavernas, la supervivencia dependía del esfuerzo físico; hoy depende del balance tanto interno como externo del cuerpo. Cuando Ingrid, la esposa del diplomático, descubrió la alegría y beneficios del movimiento, su vida se transformó, porque agregó actividad física y cardio-resistencia a una existencia que antes carecía de tales actividades. Muchos de mis estudiantes vienen a mis clases en busca de acondicionamiento físico, pero también reciben uno mental, una manera de estar en contacto con su fuerza y calma interior, y balancear, con sensatez, el caos de sus vidas.

Joseph Pilates fusionó los mejores aspectos de las disciplinas orientales y occidentales de ejercicios, y es el balance de ambos mundos que envuelve a tantas personas en este método y lo hace el perfecto antídoto para la vida moderna. Del oriente tomó la filosofía de la contemplación, relajación y concentración cuerpo/mente. Del occidente, un énfasis en el tono muscular y fuerza, resistencia e intensidad de movimiento. Su método utiliza todo el cuerpo y no sólo una parte, y se debe de acercar a *Pilates con balón* con este principio clave en mente. Al usar todo el cuerpo, estamos equilibrando el uso de los músculos largos superficiales con los profundos, músculos de poca resistencia, que son responsables de mantener un centro fuerte. Este es un enfoque muy inteligente al ejercicio, que distingue este método de los demás.

Pilates con balón trabaja con lo que usted tiene. Si es muy fuerte o débil, está lesionado o tiene alguna condición extraordinaria, una sesión de ejercicios con balón basada en Pilates y confeccionada a sus necesidades, le será altamente provechosa. Usted debe trabajar hacia la auto-educación e independencia, para que pueda llevarse la información que aprendió en este libro y usarla en su propio beneficio.

Entre más se adentre en el trabajo y más entienda sus principios, más se reflejará en otros ámbitos de su vida. *Pilates con balón* no trata de fragmentar su cuota de ejercicio en una o dos sesiones por semana, ni de fortalecer algunos grupos de músculos y rechazar los demás. En lugar de eso, este singular trabajo con balón debería mejorar su postura, la salud de la espalda, su flexibilidad y fuerza general, además de sus movimientos cotidianos en todos los aspectos de su vida. El control muscular y la conciencia de la postura puede reflejarse en cómo levanta a un niño, se sienta frente al volante de un auto o lanza una pelota de tenis a través de la red.

Conexión cuerpo/mente

Pilates con balón es un trabajo tanto mental como físico. El objetivo es conectar la mente con el cuerpo. Empezar dándose tiempo para sí mismo; un cuarto silencioso y despejado ayudará a enfocarse en la experiencia. Una respiración apropiada es fundamental para este trabajo y no sólo un agregado de último momento. Le ayudará a relajarse y a hacer que los movimientos se sientan sin esfuerzo. Los ejercicios no se introducen como una serie de repeticiones interminables. Este es otro maravilloso aspecto de Pilates, no repeticiones aburridas. Joseph Pilates no creía en trabajar demasiado el cuerpo, tampoco lo debe creer usted. Verá que los movimientos son muy nivelados; siempre hay algo nuevo que traer a cada uno de ellos. Hay un propósito claro detrás de cada ejercicio y patrón de respiración. En este método, todo está hecho con precisión, atención y concentración. Uno hace selecciones conscientes. La mente está muy presente.

Al agregar el balón, se profundiza la experiencia de Pilates. El balón calmará las cosas, realzando su conciencia sobre cuál es el lugar que ocupa su cuerpo en el espacio y lo obliga a moverse cuidadosamente. Lo original de la forma del balón trastoca su sensación de gravedad y movilidad, y le permite beneficiarse debido al reconocimiento indirecto. El balón atraerá su atención.

Surgirán algunas preguntas: ¿Dónde se encuentra su cuerpo con respecto al piso? ¿Cómo está rotando su pierna en su articulación de la cadera? Usted empezará a investigar por qué está haciendo algo, qué músculos se están usando y cómo re-educarlos, en lugar de simplemente pasar por los movimientos.

Realmente creo que lo que usted da a este trabajo con balón se le duplicará o triplicará. La conexión mente/cuerpo es muy poderosa y hasta los pequeños movimientos conscientes pueden ser significativos y conducir a cambios internos. En algunas disciplinas de movimiento, especialmente aquellas que se especializan en re-educar el cuerpo, pensar a través de un movimiento puede tener el mismo valor que completarlo físicamente. El poder de la mente también es capaz de ayudarle a cambiar actitudes y a sanar el estira y afloja del amor/odio entre la inactividad y la actividad.

Al final de un día difícil, en lugar de colapsarse frente al televisor, use su balón para hacer un estiramiento, calme su mente y prepárese para dormir. ¿Tiene algún valor hacer sólo dos o tres estiramientos? Por supuesto. Sólo traiga un nivel de conciencia y responsabilidad a los movimientos. Jugar con su balón puede ser uno de los más agradables y tranquilos gestos que su cuerpo alguna vez experimentará. También podría cambiar para siempre su mente y corazón con relación a la actividad física.

1

Una formidable sociedad

Pilates y el ejercicio con balón

Regresando a casa

Cuando me tendí en el tapete Pilates por primera vez, después de no haber bailado ni hecho ningún tipo de actividad física en veinte años, con la excepción de caminar, surgieron emociones sorpresivas y volátiles. La primera fue la negación —no necesito esto; por años me las he arreglado sin ningún ejercicio estructurado. Después, hubo una profunda liberación de arrepentimiento y dolor por haber vivido sin algo que se sentía tan relajante y familiar a mi cuerpo.

Durante mi sesión de una hora, un experto entrenador en Pilates se aseguró que mis hombros, caderas, rodillas, tobillos y pies estuvieran colocados en una adecuada alineación. Yo me cercioré de controlar mis emociones.

Cinco días después intenté una segunda sesión con otro maestro, esta vez, una joven aprendiz. Bueno —pensé— una joven aprendiz con ropa elástica, mallas y el ombligo perforado, quizá en esta ocasión me desilusionaría.

Pero la segunda sesión fue todavía más profunda. Esta vez sabía lo que se esperaba y me concentré más en la lección, sólo para ver de qué se trataba en realidad el trabajo de Pilates. O, posiblemente, para matar las sensaciones que invadían mi cuerpo. "Su cuerpo responde bien a esto" —dijo la joven aprendiz—. Sí —asentí, con miedo de hablar.

Veinte años antes había renunciado a mi sueño de ser maestra de danza, porque no confié lo suficiente en mí misma como para ser una bailarina y terminar mi entrenamiento. Ahora mis *hamstrings*[2] estaban tiesos. Tenía muy poca fuerza en la parte superior de mi cuerpo; los músculos de la cadera esta-

[Ejercitarse con un balón] puede estimular a los entusiastas o al haragán y entrenar las partes bajas o altas del cuerpo, algunas partes en particular en lugar que la totalidad… o puede ejercitar todas las partes del cuerpo de la misma manera… [y] tiene la posibilidad de dar a ambos el más intenso ejercicio y la relajación más suave.
—Galeno, médico y filósofo griego, del Siglo II D.C.

[2] Músculos de la parte de atrás de las rodillas

7

ban duros, el resultado de años de caminatas diarias, sin ningún estiramiento. Pero a pesar de mis "limitaciones", (aún me juzgaba en el lenguaje de una vieja y severa maestra de ballet de mi pasado), instintivamente sentí el significado y niveles de los movimientos. La joven aprendiz vio que yo estaba ansiosa de saber hacia dónde podía ir el trabajo y me lanzó un par de ejercicios intermedios. Involucraban complicados y suaves rodamientos y brincos, sonreí por dentro, esta sensación silenciosa vino desde un lugar donde la pequeña gimnasta, perdida por mucho tiempo dentro de mí, se había enterrado por décadas.

¿Cómo había pasado esto? Por veinte años había evitado mi ser físico, porque me había dividido cuidadosamente en una mente y un cuerpo. Entre los veinte y cuarenta años, me dediqué a las búsquedas intelectuales, en particular a la lucha despiadada por desarrollar una carrera como escritora, y le había dado la espalda a los esfuerzos físicos. Sola en el tapete, después de que la joven aprendiz me dejara trabajando con otra persona, me di cuenta que al escoger una carrera de escritora en vez de una física, había perdido una parte de mí misma. En dos simples clases, Pilates no me la había devuelto. Nada podría hacerlo. Pero el movimiento provoca que las personas se abran a un yo interno olvidado por mucho tiempo. Los maestros de danza y movimiento lo han visto a menudo. Los telones cayeron y enterraron los sueños superficiales. Los brazos se estiran hacia el cielo en más de una manera.

Tuve que poner atención a lo que estas dos sesiones significaron para mí. Cuando me levanté del tapete me sentí más alta (como la aprendiz había prometido), pero era un estiramiento tanto de corazón y espíritu como de espina. Era tiempo de cambiar prioridades y hacer lugar a esos cambios. Era el momento de volver a casa.

¿Qué es Pilates — fisioterapia o acondicionamiento corporal?

Durante la Primera Guerra Mundial, el alemán Joseph H. Pilates (1880–1967) ideó una serie de ejercicios que pudieran superar las lesiones y los problemas de postura. Antes de eso, él había sido un consumado boxeador, gimnasta y artista de circo y en lo personal, había triunfado sobre una sucesión de problemas físicos, incluyendo asma y fiebre reumática, dedicándose a practicar deportes. Internado en campos ingleses, empezó a entrenar a otros prisioneros de guerra en sus ejercicios de tapete. También ideó artículos provisionales para hacer ejercicios, juntando camas de resortes en varias posiciones, para que los pacientes que se estaban recuperando de sus lesiones, pudieran ejercitarse sin peligro. Hoy en día, las versiones modernas de esas piezas de equipo se encuentran en los estudios Pilates.

A finales de los años 20s Joseph Pilates emigró a Nueva York, trayendo consigo su inusual punto de vista sobre el ejercicio físico y entrenamiento. Los bailarines de ballet se sintieron atraídos por su trabajo, investigaron sus ben-

eficios y empezaron a confiar en él. Este hecho capturó mi atención cuando por primera vez oí hablar del Método Pilates de
acondicionamiento corporal. ¿Cómo podía el ejercicio seleccionado para los que sufren de dolor de espalda, ser lo suficientemente desafiante para una prima ballerina? ¿Por qué un artista
de circo o un boxeador estarían interesados en una serie de ejercicios tan cercanamente asociados con una terapia física? Imag-
iné que una clase de Pilates sería como un viaje al consultorio
de terapia física, excepto por la ropa deportiva. Qué equivocada
estaba.

Como resultado, no tenía idea del alcance del trabajo. El
Método Pilates es un completo y cuidadoso programa de
acondicionamiento mental y físico, con un campo de ejercicios
potenciales, en expansión. Muchos de los pequeños movimientos terapéuticos diseñados para ayudar a la gente a recuperarse

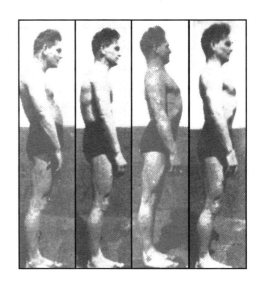

Joseph Pilates, hacia 1930, exhibe extremos de varias tendencias de posturas en su manera de articular la postura de soporte ideal que es una firma del Método Pilates. Fotografías de Your Health de Joseph Pilates (1934), actualmente publicado por Presentation Dynamics.

de sus lesiones, se pueden intensificar para hacerlos más desafiantes para los
atletas experimentados. Esto es lo que hace al Método Pilates tan atractivo,
tanto al público en general como a bailarines y atletas; es un trabajo muy ver-
sátil que habla a todas las edades y a todos los niveles de condición física. En
el pasado, los beneficios, que incluían la corrección de la falta de equilibrio, el
re-alineamiento del cuerpo y el aumento de la fuerza central desde adentro,
fueron originalmente compartidos por bailarines y estrellas de cine. Pero
recientemente, la holística, el método preventivo orientado, ha sido abrazado
en su totalidad por carpinteros acosados por la ciática, mujeres de negocios y
sus fisioterapeutas, además de la élite de atletas y sus doctores en medicina del
deporte. Como resultado, un maestro común de Pilates ve una gran variedad
de estudiantes, muchos de los cuales no pondrán un pie en un gimnasio, pero
que están comprometidos con sus clases de Pilates, en grupos, semanales o
quincenales, para nutrir sus espaldas, fortalecer sus abdominales y restaurar la
elasticidad a sus cuerpos.

Los principios básicos de pilates

Nueve principios proporcionan los cimientos sobre cómo el Método Pilates
está organizado y ejecutado, y estos principios se discutirán a lo largo del libro.
Primero está la *concentración*, la consciencia cinestética que le permite enfocar la mente en lo que el cuerpo está haciendo. Le puede ser necesario crear
un espacio silencioso para lograr este nivel de concentración. Usted está
usando la mente para re-educar los músculos y debe estar totalmente presente
con el cuerpo, en todo momento, durante este trabajo. La concentración trae
consigo el *control*, la coordinación neuro-muscular que garantiza que los
movimientos no serán descuidados o casuales. Algunas veces nuestro cuerpo
no hace lo que le mandamos, pero la coordinación y el control son habilidades
que se pueden aprender con la práctica.

principios básicos

Los siguientes principios del Método Pilates son el cimiento sobre el cual *Pilates con balón* está construido.

Concentración: comprometiendo su mente en lo que el cuerpo está haciendo

Control: acogiendo la coordinación mente/cuerpo, que garantiza que los movimientos no serán descuidados ni casuales

Centrarse: trabajando desde un centro fuerte

Respiración: respirando en la caja torácica

Alineación de la postura: estando consciente de la posición de las partes de su cuerpo en el espacio

Fluidez: moverse lentamente y con gracia

Precisión: moverse con golpes corporales exactos, organizados y precisos

Resistencia: introduciendo el elemento de intensidad para construir resistencia cuando usted esté listo

Relajación: aprendiendo a liberar el cuerpo y no sobre—trabajarlo

El control se logra al *centrarse*. Joseph Pilates se refería a esto como trabajar desde un centro fuerte o un "cinturón de fuerza". Todo movimiento se origina del centro hacia fuera. Al estabilizar desde los profundos pequeños músculos centrales y los abdominales, profundos y superficiales, contamos con un lugar seguro y altamente efectivo para empezar el movimiento.

También lo es el uso de la *respiración* diafragmática. La respiración inicia el movimiento. Respirar hacia la parte posterior de la caja torácica repone el cuerpo y ayuda a organizar la *alineación de la postura* del esqueleto. Si un músculo o hueso del cuerpo no está alineado, entonces toda la estructura se ve afectada, ya sea que estemos sentados sobre el balón, parados en nuestros pies o recostados en el tapete. Una alineación defectuosa afecta negativamente a la respiración, la postura y el movimiento, del mismo modo que el dominio de un grupo de músculos puede afectar la calidad del movimiento. Los principios de *fluidez* y *precisión* abren la puerta a la experiencia del movimiento holístico, que es tan hermoso verlo como ejecutarlo. Con el tiempo, según vayamos dominando los ejercicios, un movimiento exacto y ágil desembocará en el otro. Deseamos un movimiento que sea tanto lento y gracioso, como eficiente y preciso.

Finalmente, y sólo cuando se esté listo, la intensidad de movimiento y el aumento de fortaleza permitirá a la *resistencia* construirse en el cuerpo. Desafiamos el aguante de los músculos estabilizadores, sin sacrificar la forma o la técnica. Es tan importante construir los músculos, como esencial enseñarles a relajarse. La *relajación* es la clave para la salud y restablecimiento de la mente y del cuerpo. Una mente/cuerpo que sabe cómo liberarse, no trabajará ni se cansará de más. Estos nueve principios básicos de Pilates se usan a lo largo de todo el Método *Pilates con balón*.

¿Por qué Pilates basado en el trabajo con balón?

El Método Pilates o el trabajo basado en Pilates abarca numerosas variaciones. Las clases nunca son iguales, como muchos estudiantes se lamentan después de haber participado en una sesión conducida por otro maestro o en otra ciudad. Así que ¿cuál es la causa por la que ahora muy pocos maestros enseñan el Método Pilates en la misma forma en que se concibió originalmente?

Existen varias respuestas. En la actualidad tenemos un conocimiento muy amplio del cuerpo, y muchos líderes en el campo de Pilates, aun aquellos que estudiaron con Joseph Pilates en los últimos años de su vida, han continuado creando sus propios programas y expandiendo el trabajo, para que sea más seguro y actualizado. La experta canadiense Moira Stott, quien me certificó en el Método Pilates, es muy respetada alrededor del mundo por su excelente y contemporáneo enfoque al acondicionamiento del cuerpo, llamado Stott Pilates. Ella entrena a la élite de bailarines y atletas, pero también ha creado, sin distorsionar la esencia del trabajo, modificaciones que hacen su método altamente accesible para la gente común y para aquellos que se están recuperando de lesiones. Otros expertos del mundo del yoga y danza, la Técnica Alexander y Fundamentales Bartenieff han interpretado el trabajo muy radicalmente, pero lo han hecho con una entusiasta comprensión de su filosofía y principios originales. Como Karen Carlson, influyente maestra de maestros, de Filadelfia, recientemente expuso en el Taller de Método Pilates en Toronto: es importante buscar el legado clásico de Pilates primero, antes de extenderlo. "Honre la memoria de Joseph Pilates —dijo Carlson— pero use Pilates para servir mejor a los clientes".

No hay nada forzado o antinatural en adaptar Pilates al balón. Ambos han tenido una cercana asociación con la fisioterapia: *Pilates con balón* se preocupa principalmente por alinear el cuerpo, aislando y entrenando los músculos de postura profundos, y construyendo la fuerza del torso sin volver a herir o lastimar el cuerpo, igual que el Método Pilates. Con el balón, usted puede aislar una parte del cuerpo si lo necesita, por ejemplo, rehabilitar una rodilla o un hombro. Sin embargo, el balón también le enseña a trabajar el torso como un todo, un principio clave en el Método Pilates. Otros principios inherentes a Pilates se adaptan suavemente al balón y serán discutidos a lo largo de todo este libro. Conceptos tales como centrarse, u ombligo-a-espina son cruciales cuando trepamos sobre el balón, que es una base inestable de soporte. La fluidez de movimiento y refinamiento de la conexión cuerpo/mente pueden mejorarse trabajando con el balón, porque le permite al usuario experimentar la reacción del movimiento en todo el cuerpo. Relajarse y el respirar son componentes vitales para el trabajo de Pilates, y el balón es una excelente herramienta para lograr relajarse y guiar a la respiración hacia el lugar correcto en el cuerpo.

Se crean magníficos resultados, combinando los principios, los ejercicios y los patrones de respiración del Método Pilates con las dinámicas cualidades del ejercicio con balón. Pero para apreciar todas las repercusiones de esos resultados, es importante considerar los excelentes beneficios que el ejercicio con balón entrega a cualquier entrenamiento.

El poder único del balón

El balón para ejercitar es ligero, portátil, durable y barato. A diferencia de otras piezas de equipo o tapete, el balón es una base inestable de soporte. Medir la fuerza de su cuerpo ligado a la gravedad con un balón móvil, requiere de equilibrio y esto recluta a muchos de los músculos profundos estabilizadores del cuerpo. La mayoría de estos músculos son subutilizados, resultando en las más comunes lesiones de rodilla, tobillos, hombros y espalda.

Ed McNelly, el hombre que creó un régimen de acondicionamiento para el equipo olímpico de remo, ganador de la medalla de oro, dijo al periódico *Globe and Mail* de Toronto que el balón de ejercicio, llamado algunas veces balón suizo, era su ejercicio preferido. Aseguró que "con el balón suizo, usted está estabilizando los músculos y trabajando los niveles más profundos de los músculos, de una manera más funcional". Las máquinas de ejercicios soportan la espalda y los glúteos, lo que a menudo significa que estas áreas se relajan durante un ejercicio y no son reclutados. En el balón, los músculos deben seguir trabajando.

Al mismo tiempo que estira su cuerpo, el balón de ejercicios fortalece su conciencia de cómo se mueve su cuerpo en el espacio. El balón le ayuda a enfocar la atención en la manera en usted percibe e interpreta los estímulos y sensaciones del mundo que lo rodea. Así es como el balón se usa para rehabilitar habilidades motoras, incrementar la percepción sensorial e intensificar el desempeño atlético. Se agrega un mayor desafío, al aumentar la velocidad del ejercicio o reducir la base de soporte. Esto ayuda a la élite de los atletas a patear, nadar y brincar con más control y poder.

El balón le permite practicar las caídas con seguridad y gracia. Estas habilidades tienen gran significado conforme vamos envejeciendo. Joanne Posner-Mayer, terapeuta física y pionera en el ejercicio con balón, explica que las personas con poco balance, temen y evitan las actividades donde el equilibro es aún más comprometido y desafiante. Esto crea un círculo vicioso, en el que el miedo conduce a más inactividad. Los atletas, así como la gente común, se beneficiarán enormemente al practicar el balance y recuperarán habilidades.

Pequeña historia del balón de ejercicios

*a*podado el "Balón suizo" por un terapeuta norteamericano que en los años 60s vio cómo usaban los balones en Suiza, estos grandes balones de 55 ó 66 cm fueron utilizados inicialmente en Europa para el tratamiento de problemas ortopédicos, para aumentar la consciencia somática y alentar el desarrollo neurológico pediátrico. Fabricado en 1963 en Italia por Aquilino Casani, un fabricante italiano de juguetes, los balones de vinilo, se vendieron al principio a terapeutas físicos, hospitales y clínicas. Según Joanne Posner-Mayer, terapeuta física norteamericana, la historia del balón de ejercicios como una herramienta terapéutica empieza probablemente con la pediatra sueca Dra. Elsbeth Köng. A finales de los 50s, ella y Mary Quinton, una fisioterapeuta inglesa, trabajaron con niños que físicamente constituían un desafío, usando el Método Bobath de re-educación neuro-muscular.

En los años 70s, Joane Posner- Mayer completó su entrenamiento de Bobath en Suiza con Köng y Quinton y trabajó con terapeutas entrenados por la especialista en balón Dra. Susanne Klein-Vogel-bach y la terapeuta física checa María Kucera. Klein-Vogelbach ha tenido una particular influencia en la teoría, ejercicios y aplicaciones clínicas del balón, y fue la primera en usar balones con pacientes adultos ortopédicos. Su libro *Ball Gymnastik for Funcional Kinetics* fue publicado en 1980 en Alemania.

Basada en su experiencia de veinte años, en 1995Posner-Mayer escribió el manual *Swiss Ball Applications for Orthopedic and Sport Medicine*. Ella no sólo se preocupa por la prevención de lesiones y el bienestar, sino que también se da cuenta que el balón es útil para las personas saludables. En 1998, Beate Carrière, una terapeuta física alemana y estudiante de Klein- Vogelbach, escribió un extenso libro de texto para terapeutas físicos. *The Swiss Ball: Theory, Basic Exercises, and Clinical Application* se concentra en un amplio campo de tratamientos en todas las áreas de la terapia física, incluyendo los desórdenes ginecológicos. Recientemente el balón se ha mudado del exclusivo reino de la terapia física y ahora se usa en la élite de entrenamiento y sus aplicaciones generales.

Los músculos de postura cercanos a la columna vertebral, mantienen la espina erguida. Una mala postura encorva la espalda, comprime los pulmones y provoca que estos músculos profundos de la espina se "desprogramen" o debiliten.

En contraste, sentarse en el balón es muy ventajoso para la salud de la espalda, porque es un trabajo activo: el cuerpo se ajusta continuamente para mantener el equilibrio. Con el tiempo, sentarse en el balón conserva los músculos de postura y devuelve el balance al cuerpo.

Rebotar sobre el balón crea un ejercicio cardiovascular dinámico, pero seguro, que protegerá su corazón y pulmones. Más aún, el balón amortigua su cuerpo mientras da saltos, al mismo tiempo que entrena a los pies para que absorban, con seguridad, el impacto del aterrizaje. Posner-Mayer atestigua que al mover continuamente los pies, la base de soporte se reduce y el centro de gravedad cambia. Esto obliga al cuerpo a hacer ajustes constantes para mantener el equilibrio. Los músculos abdominales trabajan también: si usted se sienta en el balón desgarbadamente o afloja los abdominales, pronto descubrirá que el balón está a la deriva. Además, rebotar sobre el balón ¡quema calorías!

Otra ventaja significativa del balón es el aumento de la resistencia y el soporte de peso; esto es lo que atrajo mi atención cuando decidí por primera vez integrar el balón al trabajo de tapete. Levantar el balón en el aire con los brazos o las piernas, agrega resistencia. Tomando el peso en manos o pies, mientras su cuerpo descansa parcialmente en el balón, aumenta el soporte de peso. Por otra parte, colocar las manos o los pies en el piso provoca una conexión directa con la tierra, que nos enseña a procesar el medio ambiente que rodea a nuestros cuerpos y el movimiento de estos.

En ningún lugar se puede practicar mejor el grado de transferencia del peso que en un balón móvil; ésta es precisamente la razón por la cual el ejercicio con balón se usa en tantos centros selectos de entrenamiento alrededor del mundo. Cuando levantamos una pierna o un brazo, provocamos un cambio en el peso y se debe hacer un ajuste rápido en el cuerpo. Trabajar el torso alto y bajo o por el contrario, un lado del cuerpo primero y luego el otro, requiere de la participación simultánea de todo el cuerpo, así como de un control motor rápido y flexible.

Finalmente, los rasgos más excepcionales que el balón ofrece, son su forma y textura. Ligero y llenado con aire, el balón proporciona una superficie confortable y firme que soporta de forma única al usuario, en diversas posiciones en el espacio. El extraordinario potencial del balón para la exploración en tercera dimensión está elocuentemente descrita por la Dra. Ninoska Gomez en su video *Somarhythms*: "La fuerza de la gravedad se convierte en un retador socio, cuando usted se da cuenta que sentir y mover el peso del cuerpo es divertido, riesgoso y creativo". Con un tapete o una máquina es imposible estirarse o abrir el cuerpo, de la misma manera en que se puede lograr con un balón esférico e inflado por aire.

Otros usos del balón

Por toda Europa los fisioterapeutas están recomendando cambiar en las escuelas las sillas por balones. Los maestros encuentran que los niños hiperactivos pueden concentrarse por periodos más largos y, generalmente, la mayoría de los niños podrían concentrarse mejor y desarrollar un sentido superior para la organización, sentándose en un balón en lugar de en una silla. Ahora se están llevando a cabo estudios para probar el impacto de sentarse en un balón en niños con trastorno por deficiencias de atención.

El balón es fantástico para deshacerse del estrés y estirarse. Terapeutas en masajes y cuidado del cuerpo usan balones pequeños y grandes para enseñar a sus clientes a estirar las áreas problemáticas y liberar el cuerpo de las tensiones dañinas. Por ejemplo, Yamuna Zake, creadora de Body Rolling, usa balones de 20 a 30 cm para alargar los músculos, liberar la tensión y crear espacio en el cuerpo. Algunos encuentran que el balón ayuda a sacar a la superficie viejas heridas emocionales.

Otros terapeutas han estado introduciendo creativamente el balón en varias disciplinas de movimiento. Mari Naumovski, una terapeuta de movimiento, con base en Toronto e instructora certificada de Pilates, quien trae un enfoque Laban/Bartenieff al ejercicio con balón, ha desarrollado un sistema llamado CuerposEsfera. Ella se concentra en dos rasgos únicos del balón: la forma y la textura. "Usamos todo nuestro cuerpo con relación al balón, como si éste fuera un socio o una extensión de nuestro propio cuerpo", —explica Naumovski—, agregando: "el balón realza la conexión de la respiración, el movimiento en tercera dimensión, el intercambio de movilidad y estabilidad y la secuencia". (Ver cuadro inferior.)

Actualmente, los profesionales de yoga están utilizando balones para facilitar la relajación y ayudar a los estudiantes a alcanzar posturas que jamás hubieran logrado sin la ayuda del balón. Continuum y otros sistemas somáticos utilizan grandes balones para experimentar la respiración y el sonido. También se usan los balones, como terapia para el estiramiento de los músculos del piso de la

trabajo con balón somarhythms de ninoska gomez

La Dra. Gomez es una psicóloga desarrolladora e instructora de movimiento en Canadá y Latinoamérica. En su corto video, *Somarhythms* (ver Fuentes en la página 170) ella explora la conciencia somática y las relaciones espaciales a través de rodar, caer, balancear, deslizar, empujar, jalar y brincar con grandes balones. En el video examina la textura del balón con la cara, frente, mejillas, antebrazo y palmas de las manos, así como con otras partes del cuerpo.

CuerposEsfera de Mari Naumovski

CuerposEsfera, inventado por la terapeuta canadiense de movimiento Mari Naumovski, es un enfoque al ejercicio, al conocimiento corporal y a la exploración de la tercera dimensión, que utiliza balones de 45 a 65 cm. Mari trabaja con balones ligeramente desinflados, para que haya más respuesta a los cambios en el peso corporal. El trabajo con balón Pilates se enfoca en la fuerza central. CuerposEsfera de Naumovski se extiende en el control preciso del Método Pilates para incorporar movimientos circular/ esféricos y rotaciones en diferentes planos. Escuche algunos de los maravillosos nombres de sus ejercicios. Gato merodeador, Giros de Colita de bebé, Estiramiento de sándwich y Salto de rana, por nombrar algunos. Cada uno muestra un enfoque travieso al trabajo con balón. Sin embargo, también existe una inherente sofisticación en su trabajo; está interesada en la organización física general de las conexiones del cuerpo, y muchas de sus posiciones corporales proporcionan una sensibilidad abundante y una estimulación motriz. Contando con la autorización de Mari, he incluido en este libro tres de sus extraordinarios ejercicios.

pelvis y en el tratamiento de incontinencia, así como en la preparación para alumbramientos y para curar las lesiones de nervios sufridas durante el parto.

Antes de empezar

Antes de abrazar la magnífica relación entre Método Pilates y el ejercicio con balón, por favor tome en cuenta algunas reglas generales. Como con cualquier forma de acondicionamiento mente/cuerpo, se debe concentrar y enfocar en conseguir los beneficios totales de este trabajo. Algunas veces esto significa aprender primero los ejercicios sin el balón. A menos que haya tenido un formidable entrenamiento Pilates, usted querrá empezar con un ejercicio a la vez. Lea todas las instrucciones antes de intentar un ejercicio y ponga atención a las advertencias y las modificaciones. A lo largo de todo el libro presento variaciones y es importante dominarlas antes de prepararse para las versiones más desafiantes. Recuerde que puede haber días en los que, cuando menos se lo espera, tenga el cuello tenso o dolor en la espalda baja y desee utilizar la modificación, para mantener el cuerpo en movimiento a pesar del dolor. He notado que hasta atletas consumados, en algún momento no pueden dominar el ejercicio completo, normalmente debido a lo tenso de sus caderas o de los *hamstrings*. A veces un ejercicio puede requerir de una coordinación o un control que aún no le es familiar. Si no tiene condición o se está recuperando de alguna lesión, tendrá que prepararse gradualmente para la versión total. Si las limitaciones físicas le impiden hacer las versiones completas, todavía así, obtendrá beneficios. Recuerde que el sólo hecho de sentarse sobre el balón es una actividad de resistencia y por lo tanto, provechosa; pero ya sea que se siente o rebote, empiece lento y vaya aumentando.

Cuando esté listo para el trabajo avanzado, lógicamente auméntelo a su rutina. Tenga cuidado de no agregar mucho, demasiado pronto. Debido a la forma del balón, usted puede experimentar una variedad de movimientos más completa de la que está acostumbrado, lo cual puede resultar en un poco de dolor. Trabajar con un balón móvil lo pondrá a prueba de muchas maneras. Se puede cansar más rápidamente, ya que los músculos que raramente son desafiados, obtienen un ejercicio único.

En ocasiones, he tenido estudiantes que tienen problemas para empezar a ajustarse a las demandas del balón. La perseverancia da frutos. Tranquilícese; visualice lo que está tratando de lograr con cada movimiento. La práctica le da las habilidades: cada vez será más fácil. Otra posible incomodidad debido al movimiento, son las náuseas. Un pequeño porcentaje de los estudiantes las experimentan cuando están usando el balón. Generalmente son sólo dos o tres movimientos del repertorio completo, los que las provocan, y sé cuáles son. Si usted siente que se va a marear, deténgase y respire profundamente algunas veces. Inmediatamente tome nota de cuál ejercicio le provocó esa sensación. Altere este ejercicio para que sea un movimiento mucho más pequeño u omítalo por completo.

Escoja los ejercicios que le atraigan, pero también ponga atención a los que instintivamente rechaza. Algunas veces ponemos resistencia a los ejercicios que más necesitamos. Por cierto, las Advertencias no se hicieron para ser una voz crítica. Son simplemente consejos que pueden ayudarlo a realizar mejor su ejercicio. Estamos recuperando el movimiento, no censurándolo.

El balón adecuado para usted

Los balones de ejercicio no son caros y están disponibles en tiendas especializadas en la salud y el acondicionamiento físico. Tenga cuidado: no todos los balones son hechos de igual forma. Algunos se sienten baratos al tocarlos y al olerlos. Personalmente, yo prefiero Fitball (ver página 170 para solicitar información). Me gustan estos balones de color aperlado o negro porque tienen una excelente superficie que no es peligrosamente resbaladiza. También resisten las pinchaduras: si por accidente rueda sobre un objeto filoso, no explotarán, sino que se desinflarán gradualmente. Incluso, Fitballs tienen un ligero y agradable olor a vainilla y no el fuerte olor del vinilo. Han sido probados a pesos de hasta 454 kilogramos, para un uso normal.

La medida del balón apropiada es un punto de debate entre los maestros y depende de qué método de ejercicio estará usted usando. Encuentro que el balón de 55 cm es perfecto para el trabajo basado en Pilates, a no ser que usted sea muy alto (y fuerte). Entre más grande sea el balón, más pesado y difícil de manejar será. Una regla general consiste en que, cuando se siente sobre el balón, las caderas y las rodillas deben doblarse en un ángulo de 90º. Lo que usualmente se traduce en 55 cm para personas entre 1.52m y 1.72m y 65 cm para los que midan entre 1.72m y 1.83m.

Los balones se inflan de acuerdo a su diámetro y no a la presión del aire. Una escuadra le servirá para inflarlo a su diámetro máximo (altura del suelo), que está impreso en el balón y en la caja. Infle el balón sólo hasta el diámetro recomendado y no más grande. Fitballs vienen con tapones que no pueden tragar los niños y que son fáciles que quitar y poner cuando se viaja. Use una balsa de aire o una bomba de aire para tapete o vaya a la gasolinera y use una boquilla de gatillo cónica. Muchas personas encuentran que la bomba de la bicicleta no es suficientemente fuerte. La mayoría de los distribuidores de balones para ejercicio, ofrecen una bomba de plástico pequeña y barata, totalmente portátil y muy efectiva para inflar el balón en uno o dos minutos.

Algunas sencillas precauciones que le ayudarán a cuidar su balón.

- No use el balón a la intemperie y no permita que niños (o animales) jueguen con él.
- Mantenga el balón fuera del rayo directo del sol y lejos de fuentes directas de calor.
- La mayoría de los balones se limpian rápidamente con un trapo y agua jabonosa tibia.

Este es su camino

Antes de empezar su trabajo con *Pilates con balón*, permítanos revisar algunas advertencias útiles.

- Pregunte a su doctor o a su profesional en cuidado de salud, para estar seguro de que estos ejercicios son apropiados para usted. Ponga atención a las modificaciones y deténgase si siente alguna molestia. Si tiene alguna duda, evite un ejercicio.

- Un enfoque "menos es más" se aplica a este método, de igual manera que a muchas otras cosas en la vida, donde la sabiduría prevalece. Si tiene dolor, no se exija demasiado.

- No se recomienda hacer ninguna rutina de ejercicio después de comer. Esto se aplica especialmente en *Pilates con balón*.

- Empiece gradualmente. Asegúrese de tomar mucha agua.

- Los pies desnudos se conectan mejor al piso. Si aún siente que se resbalan, use zapatos con suela de hule.

- Trabaje sobre un tapete adhesivo para yoga o en uno antiderrapante.

- Asegúrese de tener suficiente espacio a su alrededor.

- Si usa cabello largo o ropa suelta, pueden quedar atrapados bajo el balón.

- Revise que el área esté limpia de grapas, piedras pequeñas u otros objetos que puedan dañar el balón.

- Trabaje en dos o tres sesiones a la semana. Si prefiere sesiones cortas diarias, combine movimientos enfocados en la fuerza, con movimientos concentrados en el estiramiento.

Uno de los mejores aspectos de *Pilates con balón* es que la mayoría de los estudiantes obtienen resultados inmediatos. Aun después de una sola sesión se sienten más altos y ligeros, y así se sentirá usted. Después de pocas sesiones se maravillará de que sus abdominales se vuelvan más fuertes y su postura sea más fácil y derecha. Súbitamente, disfrutará realizar un ejercicio, como las lagartijas, por ejemplo, que nunca pensó volvería a hacer en la vida. Podrá notar un cambio en la forma de sus brazos, ya que esta área es normalmente débil, especialmente en las mujeres: los brazos son uno de los primeros lugares donde verá notables resultados. También verá que las filosofías aprendidas en este libro se extienden a otros aspectos de su vida: de repente, se dará cuenta de que se ha sentado encorvado por demasiado tiempo enfrente de un escritorio, sin recompensar a su cuerpo con un estiramiento.

Sólo usted tiene el control de su nivel de condición física y de las elecciones que haga de su estilo de vida. Combinando las funciones dinámicas del balón de ejercicio con los principios y filosofías del Método Pilates, puede cambiar su calidad de vida y la salud de su espalda, pero sólo si puede encontrar un equilibrio entre el logro y el reto.

2

La respiración y los respiros

La historia de Joseph Pilates

Un joven que crece cerca de Düsseldorf, Alemania, a finales de los años 1800, sueña con el boxeo y en una vida como artista de circo. Por lo contrario, frecuentemente está enfermo, hasta confinado a la cama y su respiración se vuelve débil, irregular y jadea mientras lucha por salir y entrar de su joven cuerpo. Una mañana se despierta sudando y le duelen los codos y muñecas. Sus padres temen otro nefasto ataque de raquitismo infantil, pero esta vez es fiebre reumática lo que lo retrasa. Cuando se recupera se lanza a la actividad física, al final, hace suyo el fisicoculturismo como desafío a su cuerpo enfermizo. Tiene facilidad para la gimnasia pero algunas veces, se ve obligado a dejarla cuando su pecho se tensa y expectora flemas. Experimenta con el control de los músculos y aprende cómo hacer sus movimientos más eficientes. Desea un buen estado físico total y todos a su alrededor notan su positivo desarrollo físico. Si sólo pudiera lograr una respiración total.

Su juventud germana había enseñado a su cuerpo nuevos movimientos de boxeo, clavados y volteretas. ¿Por qué no disciplinarlo para respirar correctamente? Sabía que su habilidad para exhalar había disminuido por el asma, así que trabajó para exprimir absolutamente todo el aire de los pulmones. Colocando las manos en la caja torácica, se concentró en la exhalación. Descubrió que al liberar totalmente de aire los pulmones, se creaba un vacío que les permitía volver a llenarse de aire, de forma natural. Aún así, liberar la caja torácica fue más difícil de lo que pensó. Algunas veces se mareaba cuando inhalaba más profundamente de lo que acostumbraba. Su meta era retraer el abdomen, expandir el pecho y la caja torácica hasta su total capacidad y estar seguro que exhalar fuera suficiente para desinflar los pulmones apropiadamente. Esto tenía sentido. El secreto para corregir la respiración radica en el diafragma.

La respiración diafragmática se convierte en un componente crucial en este programa de acondicionamiento de desarrollo atlético. Finalmente, un día sus ejercicios llegaron a conocerse como el Método Pilates, se harían famosos y transformarían la forma en que bailarines, atletas, fisioterapeutas y la población en general que hace ejercicio, ven el movimiento y el ejercicio.

Respiración posterior

Cuando respiramos bien, creamos las condiciones óptimas para la salud y podemos sentir su influencia positiva en todos los aspectos de nuestro ser. Como descubrió Joseph Pilates, con mucha frecuencia no respiramos de forma apropiada y sólo usamos una fracción de nuestra capacidad pulmonar. Como bebés, utilizábamos respiraciones de estómago profundas y efectivas inhalaciones/ exhalaciones de diafragma, para sentirnos bien y relajarnos. ¿Cómo fue que crecimos para convertirnos en torpes respiradores y levantadores de pecho?

La famosa reacción "pelear o volar", el instinto protector primitivo provocado por el estrés extremo, causa hiperventilación y respiración superficial rápida en los humanos modernos, aunque no tengamos que combatir físicamente con ninguna bestia ni enemigo. Este respirar superficial causa tensión que se acumula en la parte superior del cuerpo, el cuello, entre los omóplatos, y hasta en la quijada y músculos faciales. Más alarmante aún es un número de estudios significativos que muestran que la respiración incorrecta guarda una correlación con las palpitaciones del corazón y los dolores de pecho, y que hay una relación entre las personas que presentan características de una respiración incorrecta y el riesgo de enfermedades coronarias.

Debido a que Joseph Pilates sufría de asma, descubrió el poder de la respiración diafragmática, —enviar la respiración a la caja torácica—. Él habló de "exprimir todos los átomos de aire puro de sus pulmones", la importancia de inhalar y exhalar totalmente. No se sabe cómo la respiración diafragmática de Pilates afecta a condiciones tales como el asma y el enfisema, sin embargo, algunos de mis estudiantes que respiraban con dificultad y tragaban aire, me han dicho que después de una clase Pilates su resuello asmático se fue. Una estudiante, una mujer de cincuenta y cinco años, remarcó: "Me siento totalmente diferente después de la clase; llena de energía. Mis canales de respiración se sienten abiertos, mientras que antes de la clase estaban reducidos y más tensos. Puedo tomar una respiración profunda como resultado de la clase, mientras que antes no podía hacerlo". Mari Winsor, asmática y entrenadora Pilates de estrellas, atestigua cómo la respiración Pilates le ayudó a aliviar su dificultad para respirar. Y ya hace mucho tiempo que ella no ha tenido un verdadero ataque de asma.

El diafragma es una pared muscular en forma de cúpula, entre el pecho y los abdominales. Está diseñado para trabajar como una bomba; al respirar se contrae y se mueve hacia abajo, retrayendo aire mientras se abre la caja torácica. Al exhalar, el diafragma se relaja y la cúpula se levanta, liberando el aire usado. Sin restricciones, el diafragma se mueve, no sólo para arriba y abajo, sino que también se infla hacia el interior.

En *Pilates con balón* tratamos, además, de guiar la respiración no hacia los abdominales y el pecho superior, sino también a la caja torácica inferior. Lo que se llama respiración posterior, y utiliza la variedad total de los músculos de respiración: torácicos, intercostales (caja torácica) y los músculos posteriores, así como los abdominales transversales profundos y músculos oblicuos que contraen el área abdominal. Piense en expandir la caja torácica hacia los lados, y también hacia atrás y hacia delante. Mientras intentamos la respiración en tridimensional, no queremos restringir la expansión natural del estómago. La crónica contracción rígida de los abdominales que baja en las costillas inferiores, interfiere con el movimiento hacia abajo tipo bomba del diafragma y causa una respiración de pecho, superficial. Sin embargo, cuando empezamos a mover el centro de los abdominales o centro interior de soporte llamado central de fuerza, necesitamos estar seguros de que la espalda baja está protegida. Hacemos esto al cerciorarnos que los abdominales están totalmente comprometidos mientras realizamos los ejercicios.

Patrones de respiración como terapia

Una correcta respiración nutre el cuerpo y libera las toxinas. Al inhalar, el oxígeno viaja por las células, purifica la corriente sanguínea y nutre los músculos. Al exhalar, los gases no utilizados, almacenados en el cuerpo son expulsados. Cuando la respiración se usa correctamente, es una fuerza muy poderosa en el cuerpo para tranquilizar la tensión nerviosa, mejorar la concentración y controlar directamente los niveles de energía.

Como cualquier otro músculo del cuerpo, los músculos respiratorios pueden tener un tono pobre. En *Pilates con balón*, la respiración es una clave principal: intentamos enseñar a todo el sistema respiratorio a respirar eficientemente. Esto es el punto de partida para cada ejercicio y existe un patrón de respiración para acompañar a cada uno. Son flexibles y se pueden adecuar a las necesidades y limitaciones de cada estudiante. Por ejemplo, algunos estudiantes encuentran que inhalar mientras realizan un movimiento en particular, les obliga a levantar los hombros hacia los oídos más de lo requerido, un deslizamiento hacia abajo de las paletas de los hombros. Para este movimiento, una exhalación puede trabajar mejor para algunos de ellos. La regla general es inhalar en la preparación y exhalar en el esfuerzo. Luchamos por una respiración natural y no por una forzada o controlada. Ante todo, no sostenga la respiración.

Los patrones de respiración Pilates son en sí mismos, una terapia. Intentamos calmarla, incrementar su profundidad y unirla con el movimiento. Recuerde que queremos inhalaciones y exhalaciones completas. Exhalar debe ser lo más completo posible. Es sumamente importante eliminar el esfuerzo al respirar:

queremos reducir el trabajo de los músculos de respiración, no aumentarlo. Al principio, es frecuente que los estudiantes se esfuercen demasiado y exijan tanto a la inhalación que lleguen a marearse o a aturdirse. Usualmente esto desaparece con la práctica. Recuerde que no es necesario forzarse al aspirar, porque cuando la exhalación es completa y los pulmones se han vaciado en su totalidad, se forma un vacío que succiona naturalmente el aire hacia ellos.

Los patrones de respiración nos ayudan a mezclar un movimiento con el siguiente. *Pilates con balón* es un trabajo muy consciente; estamos moviendo el cuerpo en una forma específica y la respiración nos da la entrada entre un movimiento y el que sigue.

Al principio, puede ser difícil acoplarla con el movimiento. Sea constante, pero no se presione. Intente moverse menos y hasta disminuir la respiración. Trate y encuentre el fondo de la exhalación, ese momento de paz y calma antes de la acción de inhalar. Esta coreografía de respiración ayuda a relajar los músculos y a liberar la tensión del cuerpo, y utiliza tanto la mente como el cuerpo. También nos protege de sostener nuestra respiración.

Los ejercicios de respiración

Toma tiempo dominar la respiración posterior o respiración de caja torácica. Cuando había terminando mi entrenamiento de Pilates, me di cuenta que respirar era una de las partes más desafiantes de mi extenso curso. Algunos de los entrenadores tenían problemas para unir la respiración con el movimiento; yo los tuve para colocarla en el lugar correcto, especialmente cuando aumenté movimientos. Incluso en una visita a un fisioterapeuta perspicaz, donde me recostaron en una mesa sin hacer nada, se me recordó que todavía ¡estaba respirando mal! No se desanime si no puede dominar la respiración inmediatamente. El miedo o la vergüenza de no realizar los ejercicios bien, de hacer una respiración incorrecta, pueden arruinar la experiencia y aumentar la tensión en los músculos. También es capaz de provocar lo que menos queremos: sostener la respiración.

El balón es una maravillosa herramienta, porque de hecho le ayudará a ver y a sentir físicamente cómo la respiración puede canalizarse hacia diferentes partes del cuerpo. El balón ayudará a quienes conocen muy poco de anatomía, o demasiado. ¡Olvide todo lo que sabe e imagine al balón como si fuera sus pulmones! O sienta iniciarse la respiración desde diversas partes del cuerpo: la pelvis, la planta de los pies, cualquier parte que permitirá una experiencia corporal total de la respiración. En los siguientes tres ejercicios de respiración — Observaciones, Respiración Posterior y Respiración Lateral— su cuerpo estará en una relación diferente a la gravedad por esto, sentirá diferente la respiración. Tómese su tiempo con estos ejercicios. Recuerde cómo Joseph Pilates usaba el alargamiento de la exhalación como una forma de llegar a la inhalación. Inténtelo. Tómese un momento para descubrir el placer y la salud de una respiración bien redondeada.

La caja torácica no está fija, sino que es una interacción móvil de tejido vivo maleable.
—Frank Bach,
Taller de Movimiento Consciente

21

Observaciones de respiración

En este ejercicio usted explorará cómo la respiración puede dirigirse fácilmente a diferentes partes del cuerpo. El balón aísla la parte frontal del cuerpo, lo que le ayudará a sentir la diferencia entre la respiración abdominal y la de caja torácica o la posterior. Cuando intente estas dos observaciones, visualice su espina estirándose en dos direcciones opuestas: fuera del coxis y hacia arriba, a través de cada vértebra hasta la coronilla. En el movimiento 1 trate de hacer una suave presión con las manos en la parte superior del balón, para dar a los músculos de respiración algo contra qué resistirse. Mantenga las fosas nasales abiertas y relajadas. Estamos inhalando a través de la nariz y exhalando por la boca, con la mandíbula relajada.

Propósito Dirigir la respiración a diferentes partes del cuerpo.

Advertencias •Mantenga el cuerpo flojo y relajado •Inhale por la nariz, exhale por la boca. •El balón casi no se moverá durante la respiración de caja torácica, así puede sentir el movimiento en sus manos mientras los pulmones se abren y contraen. •Note que el balón se levanta mucho más en las Observaciones abdominales.

posición inicial

1. Recuéstese sobre su espalda con las rodillas dobladas y los pies separados al ancho de la cadera.
2. Coloque el balón en su pecho.

movimiento 1: respiración abdominal

1. Ruede el balón hacia su estómago. Asegúrese de que los pies no están muy cerca de los glúteos, para que el balón pueda descansar como es debido en el abdomen (fig. 2.1).
2. Inhale por la nariz para llenar los abdominales con aire.
3. Exhale para vaciar totalmente el aire del estómago.
4. De esta manera, haga cinco respiraciones profundas.
5. Note que el balón se levanta suavemente cuando los abdominales se inflan y cae cuando estos se aplanan.

movimiento 2: respiración de caja torácica o posterior.

1. Ruede el balón hacia arriba hasta el punto donde el esternón termina y la caja torácica se abre (fig. 2.2).
2. Inhale para llenar la parte trasera de la caja torácica con la respiración.
3. Exhale para cerrar el frente del cuerpo.
4. De esta manera, haga cinco respiraciones profundas hacia la caja torácica.

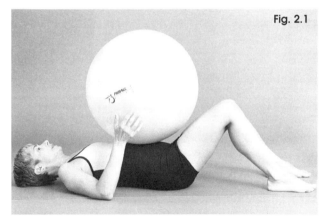

Fig. 2.1

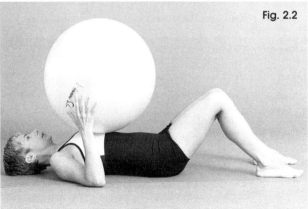

Fig. 2.2

Respiración posterior

Respiración posterior es otro término para la respiración de caja torácica. "La concha" o postura de niño es una posición perfecta para dirigirla hacia el espacio posterior de la caja torácica. Sentirá un alargamiento maravilloso a través del hueso sacro, la zona lumbar y la mitad de la espina dorsal. Los brazos extendidos con el balón, aumentan un estiramiento profundo hacia el cuello y los brazos. Evite este ejercicio si tiene problemas de rodillas; en su lugar intente la modificación. Piense en la respiración branquial de los peces.

Propósito Practicar la respiración en la parte posterior de la caja torácica para estirar la espina, los brazos y el cuello.

Advertencias •Concéntrese en mandar su respiración a la parte posterior de la caja torácica, sin causar tensión en alguna parte del cuerpo. •Puede necesitar colocar un cojín bajo los tobillos para sentirse cómodo en la posición de "La concha". •Si las rodillas sienten todavía la mínima tensión, coloque un cojín entre los glúteos y las rodillas. •Evite "La concha" si tiene problemas de rodilla. En su lugar use la modificación.

Modificación Si el estiramiento "La concha" es demasiado fuerte para su cuerpo, separe las piernas, coloque el balón entre ellas y abrácelo. Siga las instrucciones de movimiento, tome cinco respiraciones, lentas y profundas.

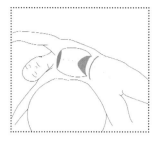

respiración tridimensional con el balón

El diafragma, una pared muscular con forma de cúpula que se encuentra entre el pecho y los abdominales, es el principal músculo de respiración. No sólo está diseñado hacia moverse arriba y abajo, sino que también se infla a los lados.

Use su balón como una herramienta para ayudarse a enfocar en mandar la respiración a la caja torácica y a expandir ésta a ambos lados y hacia atrás y hacia delante. No se esfuerce al inhalar: una exhalación completa crea un vacío, y el aire será succionado naturalmente hacia los pulmones. Haga lo que haga, no sostenga la respiración.

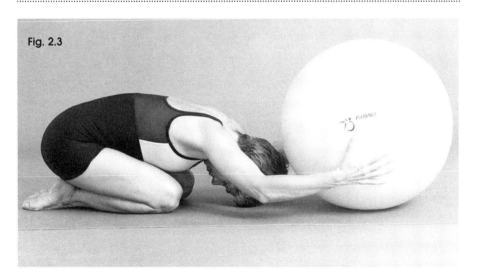

Fig. 2.3

posición inicial

Con las rodillas sobre la alfombra o un tapete. Extienda los brazos hacia delante frente a usted, con las manos en la parte exterior del balón (fig. 2.3).

movimiento

1. Lentamente siéntese sobre los talones, encorvando la espalda y relajando el cuello.

2. Inhale por la nariz y expanda la parte posterior de la caja torácica.

3. Exhale por la boca para relajarse.

4. De esta manera, tome cinco respiraciones, lentas y profundas.

Respiración lateral

Aquí, estamos trabajando para dirigir la respiración al lado de la caja torácica. Recostándose sobre el balón, en su lado derecho, oprima la caja torácica derecha contra el balón, para que el aire sea forzado hacia el lado izquierdo de la caja. Sentirá un estiramiento y abrirse el lado superior izquierdo de su cuerpo.

Propósito Dirigir la respiración hacia un lado y atrás de la caja torácica.

Advertencias •Asegúrese de tener el suficiente espacio a su alrededor, en caso de que pierda el equilibrio. •Si experimenta tensión en el cuello o brazos, apoye su cabeza en la mano y deje caer en el balón el brazo que está sobre su cabeza. •Concentre la respiración hacia la caja torácica, sin crear tensión en el cuello, hombros o pecho superior.

Modificación Si sufre de problemas en las rodillas, presione el pie extendido y trate de quitar peso de la rodilla doblada. Tenga cuidado de no perder el equilibrio.

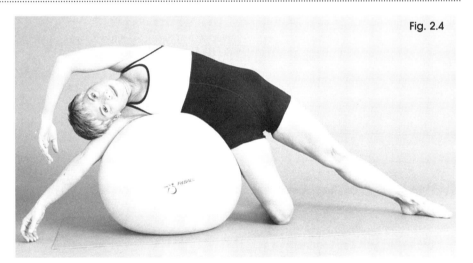

Fig. 2.4

posición inicial

1. Arrodíllese derecho junto a su balón, para que el lado derecho de su cuerpo esté cerca de él.
2. Mantenga la rodilla derecha doblada mientras estira la pierna izquierda al lado, manos en el balón.

movimiento

1. Con cuidado cambie su peso al lado derecho y permita que este lado de su cuerpo se relaje sobre el balón, estirando el brazo izquierdo sobre la cabeza. Si le es cómodo, puede des-cansar la cabeza en el hombro derecho (fig. 2.4).
2. Inhale hacia el lado izquierdo de la caja torácica.
3. Exhale para liberar.
4. Tome cinco respiraciones en esta forma y luego lentamente salga del estiramiento.
5. Antes de moverse al lado izquierdo, vea si puede notar una mayor expansión en el lado izquierdo, abierto, de la caja torácica y en la cintura.
6. Repita esta secuencia de movimiento del lado izquierdo.

Respiros — refugio de disposición

Un "respiro" es una liberación de esfuerzo y tensión. Los respiros son tan importantes en su sesión de ejercicio como son en la vida diaria. Es crucial que aprendamos a liberar el cuerpo de la tensión y de las imágenes negativas de uno mismo, y calmar la mente consciente para que los traumas diarios no se transfieran al cuerpo y lo dañen. Como los hábitos incorrectos de respiración se convierten en una permanente forma de ser, nuestros cuerpos pueden estar constantemente agitados, en guardia para pelear por sobrevivir; una respuesta a la tensión moderna. Nuestra misma salud depende de aprender cómo permitir al cuerpo desarrollarse y recargarse.

En *Pilates con balón* no deseamos hacer que el cuerpo trabaje de más. Por esto incluimos posiciones de relajación, incorporadas a los ejercicios. Piense en ellas como estados de refugio: estamos relajados, pero listos. Aflojamos el paso y examinamos nuestro cuerpo antes de cada ejercicio, para asegurarnos de que estamos en la posición correcta y que no guardamos tensión. Si es así, podemos liberar esa área en particular, ya sea la nuca, los hombros o una mano rígida que agarra un lado del tapete. Enfocamos la mente en cómo transformamos el cuerpo. Y cuando en realidad nos movemos, nuestros movimientos asumen la poderosa cualidad de la metamorfosis, que se inicia con la respiración, sólo con la cantidad precisa de ejercicio necesaria. Trabajar de más el cuerpo causa lesiones. También crea agotamiento, disminución en los resultados y rigidez de cuerpo y mente.

Los siguientes tres respiros son la clave de las posiciones de transición, usadas a través de todo el trabajo de *Pilates con balón*. Estas poses se pueden usar en sí mismas para relajarse o como posiciones tranquilas, para practicar la respiración. Estas últimas y las de transición son tan importantes como los

Respire…

ecuerde practicar los ejercicios de respiración de cuando en cuando. La próxima vez que se sienta estresado, inquieto o que la ansiedad se apodere de su cuerpo, tome su balón y respire. Cada inhalación deberá energizarlo y centrarlo. También extraer la impureza y la tensión, y sumergirlo en un profundo lago de calma. Inténtelo. Ahora mismo haga una larga respiración. ¿Se siente más relajado?

Mantenga su balón en un lugar conveniente. Dedique un espacio donde pueda usarlo y habituarse a buscarlo, para restaurar el equilibrio después de un día de mucho estrés, igual como si se deslizara en un baño tranquilizante. Algunos estudiantes reportan que con sólo ver su balón,

se sienten libres y relajados. Hasta la gente que tiene problemas para relajarse en la clase de yoga o meditación, reconoce que el balón les ayuda a lograrlo.

Este capítulo lo introduce al punto inicial, crucial para todo este trabajo: la respiración. Algunas veces, las personas sienten que "sólo recostarse y respirar" no puede ser desafiante. O, ya que todos nosotros respiramos todo el día y tenemos tanta práctica como años de vida, puede parecer extraño que debamos gastar un capítulo entero reaprendiendo a respirar. Si está tentado a saltarse este capítulo, se perderá el más grande beneficio de *Pilates con balón*. De hecho, usted deseará revisar este capítulo conforme su pericia progresa.

ejercicios mismos. Tan pronto como aprenda los ejercicios, empezará a conseguir la sensación de fluidez que es tan importante en este trabajo. Recuerde, un respiro no es una oportunidad para dejar ir todo y desparramarse exhausto en su tapete. Es un momento para liberar la tensión muscular y permitir a las articulaciones someterse a la descompresión mientras se permanece en una alineación correcta. También es una oportunidad para enfocar y concentrarse en el siguiente movimiento.

Respiro uno

Frecuentemente es incómodo recostarse de espalda con las piernas estiradas, especialmente si tiene dolor o molestia en la espalda baja. Al resbalar el balón por debajo de sus rodillas, libera la espalda baja del excesivo estrés. Se sentirá más cómodo si pone una almohada pequeña bajo la cabeza. Si tiene los pies fríos, use calcetines. Tenga una cobija cerca. Permita que la respiración trabaje con usted para borrar los traumas del día.

Propósito Relajar el cuerpo y la mente.

Advertencias •No tenga prisa en relajarse. •Examine su cuerpo y note dónde está reteniendo la tensión y la molestia. •La respiración de caja torácica y estómago es la adecuada durante todos los Respiros.

posición inicial

Recuéstese derecho, de espaldas, sobre una alfombra o un tapete, con las piernas sobre el balón (fig. 2.5).

movimiento

1. Permita que se cierren sus párpados. Concéntrese en su respiración, especialmente en la exhalación larga y el sentimiento total de alivio que trae al cuerpo.
2. Haga una serie de respiraciones lentas y profundas.

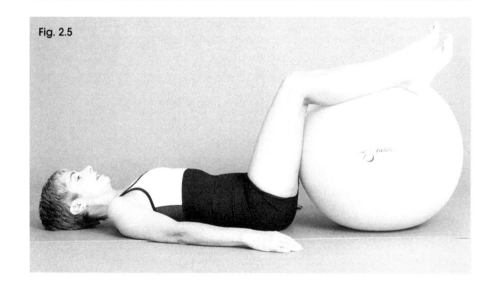

Fig. 2.5

Respiro dos

Una variación de la postura "Pequeño bote" de yoga; esta posición se usa a menudo como una unión entre un movimiento y otro. Sostenga el balón sobre las espinillas o rodillas pero haga el menor esfuerzo posible. Mantenga estirada la nuca. Permita que la espalda baja se relaje en el tapete; si lo desea, puede agregar un pequeño balanceo de un lado a otro.

Propósito Relajar la espalda baja y la ingle. Estirar la parte trasera de los muslos.

Advertencia •Asegúrese que la nuca esté relajada cuando la cabeza esté sobre el tapete. •Necesitará bajar ligeramente la barbilla, como si estuviera sosteniendo una pelota de tenis con la garganta.

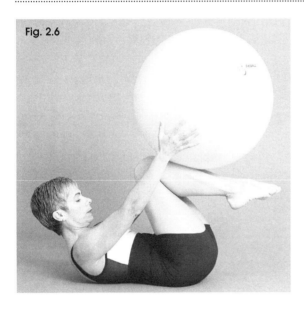

Fig. 2.6

posición inicial

Recuéstese de espalda. Doble las rodillas sobre el pecho y coloque el balón en las espinillas o rodillas.

movimiento

1. Inhale como preparación.
2. Exhale para jalar suavemente más cerca el balón, estirando bien las rodillas. Balancee el cuerpo un poco de lado a lado.
3. Abrace las rodillas más cerca y levante la cabeza en dos tiempos (fig. 2.6). Luego baje la cabeza al tapete.

Respiro tres

Si ha trabajado un poco con su balón y se ha acostumbrado a él, puede intentar tenderse boca abajo sobre el balón. Esta pose de relajación es diferente de las otras dos. No se podrá mantener en él por mucho tiempo, ya que se está balanceando sobre las manos y pies (no lo intente con el estómago lleno). La mayoría de la gente adora esta pose: no sólo porque abre la espina superior y relaja los músculos del cuello, sino porque le da a uno una sensación de seguridad y confort parecido a estar dentro del seno materno. Ocasionalmente, he encontrado algún estudiante que siente náuseas o mareos cuando rueda sobre el balón y su cabeza roza el tapete a unos centímetros. A ellos les sugiero que se arrodillen ante el balón, suban una rodilla y luego la otra, y abracen el balón, descansando la cabeza a un lado.

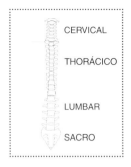

CERVICAL

THORÁCICO

LUMBAR

SACRO

anatomía con el balón: la espina

Mientras permite a la espina tomar la forma del balón, imagine con los ojos de la mente a su columna vertebral. Está constituida de 24 vértebras, en forma de carretes, más el sacro —el hueso triangular en la base de la espina, debajo del cual está el coxis.

Mientras la gravedad lo abre suavemente, usted siente una agradable liberación en el cuello y espina superior. ¿Se puede imaginar las secciones de la espina? En la sección cervical hay siete huesos del cuello o vértebras, en el torácico o espalda superior hay doce, y cinco en la lumbar o espalda baja.

Debido al número de huesos que forman la espina y las articulaciones entre ellos, la espina es muy móvil. Profundice más su estiramiento, hasta que la cabeza esté a 2.5 cm del piso. Mande la respiración hacia atrás. Permita a la gravedad hacer su trabajo. ¡Disfrútelo!

Propósito Relajar el cuerpo y la mente. Permitir que la gravedad estire de forma natural el cuello y la espina.

Advertencia •Si usa el cabello largo, tenga cuidado de que no se atore bajo el balón al rodar hacia delante. •El pecho y los senos no deben sentirse comprimidos. Algunas personas sienten más cómoda esta pose, desinflando un poco el balón.

Fig. 2.7

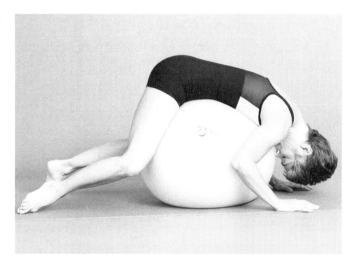

posición inicial

Arrodíllese ante el balón y con cuidado deje caer el cuerpo sobre él, boca abajo.

movimiento

1. Conservando suave el movimiento al principio, ruede sobre el balón, boca abajo.

2. Ponga las manos en el suelo, con unos pocos centímetros de separación del balón, y los pies en el piso atrás de usted.

3. Profundice el estiramiento hasta que la cabeza quede a 2.5 cm. del piso (fig. 2.7).

4. Sienta cómo se libera la espina.

5. Practique la respiración en la parte trasera de la caja torácica. Luego trate de respirar profundo en los abdominales, notando cómo los músculos de la pelvis se liberan con esa respiración.

Lleva tiempo dominar la respiración de caja torácica pero, por los resultados, vale la pena el esfuerzo. Regrese a este capítulo de cuando en cuando y revise los ejercicios de respiración. Es importante recordar que los modelos de respiración de los siguientes capítulos no están escritos en piedra. Muchos maestros y estudiante se toman con ellos muchas libertades y así lo puede hacer usted. Lo más importante es no sostener la respiración. Asegúrese de construir posiciones de aspiraciones y relajación en su entrenamiento. En el siguiente capítulo empezaremos a agregar movimientos corporales a los patrones de respiración. Los ejercicios de postura están diseñados para fomentar una consciencia de la espina. Al sentarse, balancearse y realizar ejercicios de postura, estirará los pequeños músculos profundos de la espina y regresará el equilibrio a su cuerpo.

3
Los ejercicios de postura

Una postura adecuada es una forma de armonizar con la gravedad.
Una actitud apropiada es la forma de armonizar con la vida.
—Dan Millman
The Way of the Peaceful Warrior

La historia de Elsie

Elsie es una escultural mujer de ochenta y tantos años que aparenta tener sesenta o a lo mejor hasta menos. ¿Una vida de mimos y riqueza? No. Creció durante la Depresión, fue la tercera de una familia asolada por la pobreza y formada por seis niñas que fueron educadas por su madre, ya que el padre trabajaba en las minas. La familia sobrevivió con los alimentos que ellas mismas cultivaban y Elsie se pasaba las mañanas, desde temprano, recogiendo leña para el fuego, y alimentando cabras y pollos. Como muchos que crecen en la pobreza, ella soportó muchas desilusiones. Fue una talentosa jugadora de baloncesto, pero cuando su más inimaginable sueño se volvió realidad y su equipo local, Las Edmonton Grads, calificaron para las Olimpiadas de 1936 en Berlín, Alemania, no las acompañó. Su familia no pudo pagar los uniformes ni los gastos del viaje y de lejos, vio como su equipo, sin ella, ganaba la medalla de oro. La vida le lanzó muchas otras bolas curvas en su camino; incluyendo un matrimonio muy difícil, que la empujó en centenares de direcciones en su papel de madre y esposa. Hubo momentos en los que se sentía herida y otros que bendecía al mundo entero. A través de todo eso, mantuvo la cabeza erguida.

Cuando conocí a Elsie, me sentí inmediatamente atrapada por su juventud, a pesar de que era mi estudiante de más edad. Tenía un aire de alta sociedad y el andar de una bailarina. No permitió que su cuerpo envejeciera, colgado como un saco cansado sobre sus largos huesos. Su excelente postura esculpió décadas de su apariencia y avergonzó a muchos de mis estudiantes de veintitantos años. Su rostro mostraba arrugas, pero su porte era majestuoso. Su postura era el secreto de su belleza.

Tipos de posturas

Las posturas débiles no hacen más que disminuir la apariencia de autoestima y dignidad: dificultan una respiración apropiada, presionan los músculos y ligamentos, y puede afectar negativamente a las articulaciones de la espalda, que son propensas a la artritis, ciática y dolor generalizado. Un escote con forma de buitre, de la cifosis, postura con la cabeza proyectada hacia atrás y hombros hundidos, jala crónicamente los músculos del cuello. Algunas veces acompaña a la cifosis, la postura de lordosis que es una curva exagerada en la espalda baja que puede causar que se compriman y pellizquen los discos vertebrales bajos, provocando dolor. Una postura de espalda balanceante, otro problema de alineación común, lo causa una pelvis que se ha movido hacia delante de su lugar, resultando una apariencia flácida.

Puede pensar que comparados con estos ejemplos, sus problemas de postura son pequeños, hasta comprensibles. Acaso ha sentido cómo una cadera o una rodilla pueden trabarse en una posición, de una manera tal, que al pararse sienta dolor o agotamiento. O, a lo mejor, ha notado signos de desgaste natural de un lado de sus zapatos, una indicación de cambio de peso defectuoso en su modo de andar. Probablemente un especialista en el cuidado de la salud le ha dicho que su espina tiene forma de C o S. Una curvatura de la espina, llamada escoliosis, que es más común de lo que se puede pensar.

Una postura débil puede ser el resultado de problemas estructurales, falta de equilibrio muscular o simplemente malos hábitos. Hemos heredado diferentes formas y tendencias corporales y éstas no pueden cambiarse de la noche a la mañana. Sin embargo, el Método Pilates es conocido por ser altamente efectivo para realinear el cuerpo y dirigirse a las debilidades de postura, al centrarse en los pequeños músculos de postura, en ambos lados de la espina. En este capítulo, los ejercicios de balón están a la altura de este reclamo. Dependiendo de la severidad de la escoliosis, *Pilates con balón* ayudará a la mayoría de los casos leves al incrementar la movilidad y el espacio en la espalda, a menudo, suavizando las curvas de la espina al fortalecer y alargar los pequeños músculos de la parte interna y externa de la curva. Al realizar ejercicios ligeros de rotación mientras está sentado en el balón, fomenta todos sus beneficios, al mismo tiempo que facilita en sí el acto de sentarse derecho, lo que para muchos es difícil, hasta imposible de hacer, al estar sentados en el tapete. El balón es inigualable para regresar el equilibrio al cuerpo antes de que los problemas de postura se vuelvan de cuello, espalda y cadera, que pueden ser agonizantes y costosos.

¿Cuál es la postura ideal?

¿Cuál es la postura ideal o la alineación corporal óptima a la que aspiramos por salud y para sentirnos atractivos? Primero, conozca las tres curvas naturales de la espina: la leve curva cóncava de la espina cervical o el cuello, la leve curva convexa de la espalda superior y la curva cóncava de la espalda baja. Estas curvas son esenciales: en conjunción con los discos llenos de una sustancia gelatinosa, actúan como amortiguadores de golpes. Cuando mantenemos los hábitos de postura, no tratamos de eliminar estas curvas naturales. La meta es evitar exagerarlas. Nos esforzamos para mantener la pelvis en posición neutral, donde sus huesos frontales —el hueso pubiano y los dos huesos frontales de la cadera— estén en el mismo plano, otra vez conservando la curva natural de la espina lumbar. La cabeza, que pesa entre 5.5 y 7 Kg, debe balancearse como es debido y con un mínimo esfuerzo en la parte superior de la espina. Recuerde: el cráneo se extiende tanto en el espacio posterior como en el frontal.

Lo ideal sería que hubiera dos fuerzas opuestas que trabajaran constantemente a través del cuerpo. Cuando cimentamos el cuerpo mientras estamos parados o anclamos los huesos "de asiento" al estar sentados, la parte superior del cuerpo se alarga de forma natural y se libera hacia arriba y al exterior. Hasta cuando estamos acostados sobre un tapete, estas dos fuerzas opuestas están trabajando. Este sentimiento de oposición a través del cuerpo, es importante para su buena colocación y postura.

Al revés: los músculos de postura

Fortaleciendo los músculos de postura —los pequeños y profundos músculos que corren a lo largo de la espina— se ayudará a soportar los más largos y traer balance a la espina y al cuerpo. Los *rectus abdominis* (músculos abdominales rectos) superficiales y los extensores torácico-lumbar son similares a la diagonal que da balance al polo desde afuera. Pero son los músculos profundos los que proporcionan el soporte en las uniones entre cada segmento del polo. Si los pequeños y profundos músculos no trabajan eficientemente para unir cada sección del polo, el asta de bandera se vuelve inestable.

El principio de trabajar desde el interior hacia afuera es esencial para Pilates y el balón es una herramienta excelente que le ayuda a implementar este principio. Con sólo sentarse en el balón, se reclutan los músculos profundos, decisivos para la estabilización de las articulaciones y la espina. Entre más fuertes sean los músculos profundos,

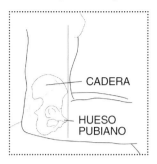

CADERA

HUESO PUBIANO

espina neutral

La meta de Pilates no es tratar de aplanar la espalda o crear una curva exagerada en la espalda baja, la alta o el cuello. La meta es mantener las curvas naturales de la espina, sin inclinarla de más ni meter la pelvis. La posición neutral de la pelvis, en la cual el hueso pubiano y los dos de la cadera están en el mismo plano, estabiliza la espalda para que los discos estén en una posición segura y no comprimidos.

Coloque las manos en la pelvis o use un espejo como lo hace en el ejercicio de inclinación pubiana en "Sentarse" (ver pag. 33). Note que usted está moviendo la pelvis dentro y fuera de la posición neutral.

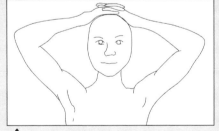

Comprometiendo a los músculos de postura

*i*ntente el siguiente sencillo ejercicio. Entrelace los dedos sobre su cabeza. Mientras extiende la cabeza hacia arriba, con cuidado resista el movimiento con las manos. Este pequeño movimiento ayuda a activar los músculos profundos cercanos a la columna vertebral. Estos músculos de postura, pequeños y profundos, mantienen recta a la columna.

31

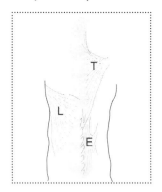

anatomía en el balón: músculos de la espina

Los *erector spinae* (erectores espinales) son bandas de músculos que corren a los lados de su espina. Son profundos y están diseñados para trabajar constantemente, para mantener la espina recta. Se turnan para contraerse, así que su acción es constante por periodos sostenidos de tiempo.

Latissimus dorsi (dorsal ancho) es un músculo grande que se origina en la espalda baja y media, envuelve el tronco y se pega al brazo superior. *Trapezius* (trapecio), otro músculo posterior superficial es un largo músculo en forma de diamante, del cuello y de la espalda superior y media. Estos largos músculos están diseñados para acciones fuertes de corta duración.

los largos superficiales serán más fuertes, tal como los "traps", los "lats" y "glúteos" trabajarán mientras le ayudan a patear, brincar y lanzar. Si el sistema de músculos profundos no proporciona apoyo interno a los músculos externos, los largos músculos superficiales se pueden activar para que se hagan cargo del trabajo de los pequeños. Esto puede causar dolor, entre otros problemas, ya que estos largos músculos no están hechos, por ejemplo, para mantener la espina derecha por prolongados periodos de tiempo.

Muchos de los ejercicios que se presentan aquí contribuyen directamente a mejorar la postura. Los ejercicios abdominales (capítulo 4) fortalecen el centro del cuerpo; los ejercicios reconstituyentes (capítulo 7) estiran y fortalecen los flexores de la cadera, los tendones de las corvas y los músculos que corren por los lados y atrás de las piernas, y los ejercicios de extensión (capítulo 5) amplían el espacio entre cada vértebra y fortalecen los músculos de la espalda. Sin embargo, en este capítulo, he escogido ejercicios específicos y los he nombrado "de postura" porque no sólo trabajan los músculos pequeños de postura cercanos a la espina, sino que fomentan una conciencia de movilidad de la espina, a través del alargamiento, rotación y el doblarse al costado.

Los ejercicios de postura

Los siguientes ejercicios de postura se practican mientras se está sentado en el balón. Sentarse derecho en el balón alinea el cuerpo de forma natural y segura, y ejerce muy poca presión en el cuerpo. El primer ejercicio nos ayuda a localizar la pelvis neutral; un espejo nos puede ser de utilidad para practicar este ejercicio, para estar seguros de que la pelvis no está inclinada hacia ningún lado. Mientras realiza las Inclinaciones Pélvicas, estará moviendo la pelvis fuera de su lugar neutro. Algunas veces, mover la pelvis hacia delante o atrás de su lugar, ayuda a muchos estudiantes a localizar la pelvis neutral.

Cuide la caja torácica en estos ejercicios. ¿Está llena y libre para permitir una apropiada respiración? Trate de impedir que la caja torácica se levante o colapse. Un último punto: la conexión abdominal ayuda a tener una postura ideal, ya sea acostados en el tapete o sentados en el balón. No estamos sólo activando el *rectus abdominis* superficial, sino también los *transversus abdominus* (abdominales transversales) profundos. (En el siguiente capítulo se ve más sobre los abdominales).

Sentarse

Sentarse sobre el balón es un trabajo activo y por lo tanto mejor para su postura y la salud general de su espalda, que colapsarse en una silla. Cuando se siente sobre el balón, las caderas y rodillas deben doblarse en un ángulo de 90º. No permita que los pies queden muy cerca del balón y la distancia entre uno y otro debe ser la del ancho de la cadera, para crear una base fuerte de soporte.

Sí, se puede desplomar sobre el balón, pero esté consciente de que esto incrementa la inestabilidad de balón.

Propósito Encontrar la postura óptima. Aprender movilidad a través de la espina y familiarizarse con la pelvis neutral.

Advertencias •Al sentarse de forma común (movimiento 1) evite arquear demasiado la espalda y sacar la caja torácica. •Sentarse sin ayuda es una actividad de resistencia, así que no exagere. •Conserve la barbilla horizontal y los ojos nivelados. •No forzar el movimiento 2. Deténgase si hay algún dolor.

alargar a través de la punta de las orejas

Queremos un cuello largo pero no uno forzado o tieso. Cuando lea "alargar a través de la punta de las orejas", piense en discos abiertos en la espina cervical (el cuello), pero mantenga la barbilla horizontal al mismo tiempo. Imagine que está en el cine, que tiene enfrente a una persona alta e intenta leer los subtítulos. La mirada está fija hacia adelante.

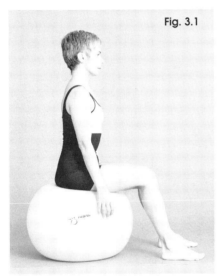

Fig. 3.1

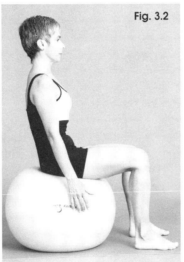

Fig. 3.2

posición inicial

Siéntese en el centro de su balón, con las rodillas alineadas con los tobillos, las piernas sólo un poco más separadas del ancho de la cadera y paralelas. Los pies están plantados firmemente, los dedos largos y relajados. La barbilla nivelada (fig. 3.1). Piense en jalar el ombligo hacia arriba y dentro de la parte trasera de la espina.

movimiento 1: sentarse

1. Relaje los hombros.
2. Cuando la punta de los dedos se relajen hacia el piso, permita que el peso del cuerpo caiga en el balón.

3. Alargue a través de la punta de las orejas (ver barra lateral).
4. Revise su postura en un espejo o con los dedos. Note si las tres curvas naturales de la espina están en su lugar, o si usted está aplanando o exagerando cualquiera de ellas.
5. Siéntese por unos minutos, respirando lenta y profundamente. Agregue tiempo cuando se sienta más fuerte.

movimiento 2: inclinación pélvica

1. Siéntese en el centro de su balón, con las rodillas alineadas con los tobillos, las piernas sólo un poco más separadas del

ancho de la cadera y paralelas, Los pies están plantados con firmeza, los dedos largos y relajados. La barbilla nivelada.
2. Manteniendo sus pies firmemente plantados, ondule el coxis hacia delante y permita que el balón ruede con suavidad bajo usted (fig. 3.2). Regrese la pelvis a su lugar neutral.
3. Regrese el coxis a su lugar y ruede el balón hacia atrás.
4. Repita este movimiento de cuatro a seis veces. Note cómo está moviendo la pelvis hacia delante y atrás de su lugar neutral.

Rebotar

Se puede agregar un rebote a la posición sentada. Coloque cerca una silla, para sujetarse si teme perder el balance. Rebote tan vigorosamente como le sea cómodo. Rebotar alinea la espina en su posición más eficiente y aumenta la resistencia de los músculos de postura. Nunca doble, tuerza o gire la espina mientras rebota. El buscapiés, encoger los hombros, así como muchos movimientos de brazos y piernas que se ven en las clases de aeróbics, se pueden transferir a su balón. Ver capítulo 9 para obtener ideas sobre entrenamiento cardiovascular de bajo impacto.

Propósito Entrenar y mejorar la resistencia de los músculos de postura.

Advertencia •Nunca combine la rotación o el doblar la espina con los rebotes. •Siempre debe ser capaz de mantener una conversación. Si no, disminuya el rebote.

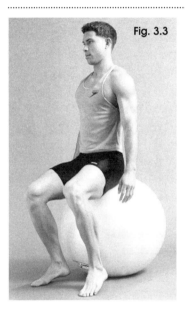

Fig. 3.3

posición inicial

Siéntese en el centro de su balón con las rodillas alineadas con los tobillos, las piernas sólo un poco más separadas del ancho de la cadera y paralelas. Los pies están firmemente plantados, los dedos largos y relajados. La barbilla nivelada (fig. 3.1). Piense en jalar el ombligo hacia arriba y dentro de la parte trasera de la espina.

movimiento

1. Presione los pies al piso, active los músculos de los muslos y rebote tan fuerte como le sea cómodo (fig. 3.3). Relájese y respire mientras rebota.
2. Cuando haya dejado de rebotar, siéntese derecho y revise sus pies y tobillos. Use un espejo o sus dedos para asegurarse que la espina está en su posición neutral. Hay una curva en la espalda baja pero no es exagerada. El cuello está alargado pero no tenso. Las orejas alineadas sobre los hombros.

¿Dónde están mis huesos llamados "de asiento"?

*L*os huesos llamados "de asiento" o tuberositis isquiático son aquellos sobre los que se sienta. Para encontrarlos, siéntese en el balón o en el piso, coloque sus manos debajo de un glúteo y mueva la parte carnosa a un lado. Palpe el pequeño balancín en el fondo de esa mitad de pelvis. Estos huesos no forman parte del muslo, como muchos piensan. Su peso debe estar distribuido por igual en estos balancines. ¡Son sus pies cuando no está parado!

Ahora que ha encontrado la postura perfecta, aquí siguen algunos ejercicios más para ayudarlo a mantenerla.

Estiramiento de espina hacia adelante

Esta es una liberación altamente controlada de la espina, con una máxima conexión abdominal: no nos estamos cayendo. Se mueve primero la cabeza, rueda lentamente fuera de la articulación superior. Luego continúe por el resto de la espina. El estiramiento de espina hacia adelante también es un ejercicio de respiración. Permita que salga todo el aire de los pulmones al exhalar. Respire otra vez a la caja torácica al inhalar. Trate de impedir que el balón ruede.

Propósito Estirar la espina. Coordinar la respiración con el movimiento.

Advertencia •Sostenga la conexión ombligo-a-espina a través de todo el movimiento. •Conserve una curva C en el fondo; no se caiga. •Evite que la barbilla se meta en el pecho.

En subir y bajar, gire su espina como una rueda. Vértebra por vértebra trate de rodar hacia delante y atrás.

—Joseph H. Pilates

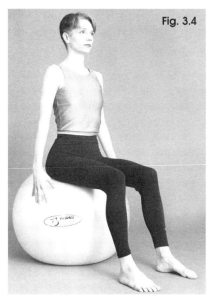

Fig. 3.4

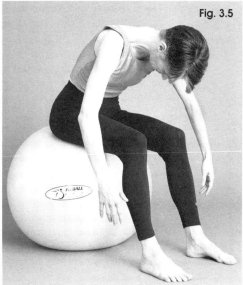

Fig. 3.5

posición inicial

Siéntese derecho en su balón (pelvis en posición neutral) (fig. 3.4). Piense en jalar el estómago retraído hacia atrás de la espina.

movimiento

1. Inhale para alargar a través de la punta de las orejas.
2. Exhale para dejar caer la barbilla, hunda el esternón hacia atrás y deslice una vértebra a la vez (fig. 3.5).
3. Inhale hasta el fondo para llenar la parte trasera de la caja torácica.
4. Exhale para desenrollar y apilar las vértebras: la cabeza flotará arriba como un balón.
5. Haga cinco Estiramientos de Espina, conectando el movimiento con la respiración.

La sierra

Este es un maravilloso ejercicio de postura, que utiliza la rotación para activar los pequeños músculos de postura de la espina. Cuando la sierra se hace sobre un balón, es aun más efectivo, porque si usted afloja o relaja los abdominales, el balón estará a la deriva.

Propósito Restaurar y mantener la buena postura.

Advertencia •Los huesos de la cadera deben permanecer centrados en el balón. •Mantenga los dos huesos "de asiento" firmemente anclados en el balón. •No deje caer sus brazos al lado del torso. •Conserve ambos hombros bajados.

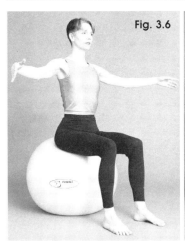

Fig. 3.6

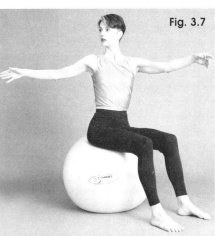

Fig. 3.7

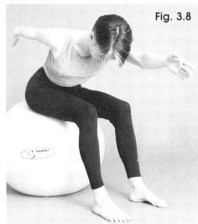

Fig. 3.8

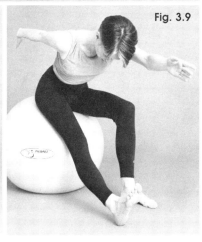

Fig. 3.9

posición inicial

1. Siéntese derecho en los huesos "de asiento". Coloque las piernas sólo un poco más separadas del ancho de la cadera, los pies paralelos y alineados con las rodillas.
2. Abra los brazos a los lados (fig. 3.6).

movimiento 1: la sierra

1. Inhale y ruede a la derecha mientras se alarga (fig. 3.7).
2. Exhale y estire el brazo izquierdo diagonalmente sobre la pierna derecha, dirigiendo su mano izquierda a más o menos 60 cm sobre ella y alineado con el dedo pequeño del pie derecho. Permita que la cabeza siga al brazo. Ésta debe permanecer alineada con la espina (fig. 3.8).
3. Inhale y lentamente ruede una por una las vértebras hasta una posición girada. (fig. 3.7).
4. Exhale mientras regresa rotando, muy alto, al centro (fig. 3.6).
5. Repita tres veces de cada lado.

movimiento 2: la sierra con estiramiento de los hamstrings.

1. Inhale y gire a la derecha mientras se alarga (fig. 3.7).
2. Exhale y estire la pierna, presionando el talón hacia en el piso y levantando los dedos mientras se estira diagonalmente sobre su dedo pequeño derecho (fig. 3.9). Sentirá el estiramiento de los *hamstrings*.
3. Inhale para regresar girando lentamente a la posición de rotación. Coloque los pies otra vez en su lugar.
4. Exhale mientras regresa rotando muy alto al centro (fig. 3.6).
5. Repita tres veces cada lado.

Espalda redonda

Aquí estamos usando la fuerza de los abdominales para tener estabilidad y rodar a través de la espina. Recuerde que no está retrocediendo muy lejos. Simplemente ruede con suavidad la espalda fuera de los huesos "de asiento", manteniendo una fuerte curva C con los abdominales. Con estos ejercicios, el balón rueda un poco hacia delante.

Propósito Rodar a través de la espalda manteniendo los abdominales conectados.

Advertencias •Asegúrese de rodar a través de la espina y no extender exageradamente o arquear la espalda baja. •Mantenga los hombros deslizados hacia abajo de la espalda.

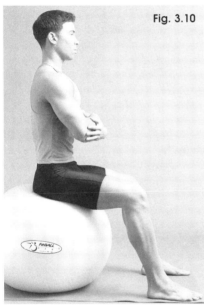
Fig. 3.10

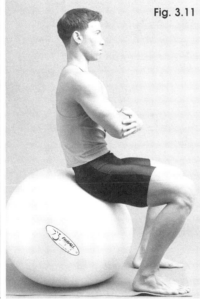
Fig. 3.11

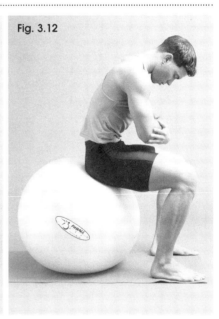
Fig. 3.12

posición inicial

1. Siéntese derecho en sus huesos "de asiento", en el centro del balón (pelvis neutral), con los pies sólo un poco más separados que el ancho de la cadera y plantados firmemente.

2. Tómese de los codos cruzando los brazos y colocándolos justo debajo de la caja torácica (fig. 3.10).

movimiento

1. Inhale para estirarse por la punta de las orejas.

2. Exhale para rodar un poco los huesos "de asiento". Inhale y permanezca en esa posición (fig. 3.11).

3. Exhale para aumentar la curva en los abdominales mientras rueda la parte superior del cuerpo sobre las piernas (fig. 3.12).

4. Inhale para regresar rodando a una posición sentada derecha (pelvis neutral).

5. Repita cuatro veces.

CuerposEsfera — *cambio lateral sentado*

*m*ari Naumovski ha estado explorando el movimiento con balón desde 1988, cuando los descubrió durante el curso de su entrenamiento de movimiento, en la ciudad de Nueva York. El Cambio Lateral Sentado se inicia en el área pélvica, específicamente desde los huesos "de asiento". Muévase lentamente, en especial cuando esté girando para guiar el balón debajo de usted. Mari dice que este ejercicio muestra cómo el área pélvica es un centro de peso, alrededor del cual se organiza el resto del cuerpo para soportar el movimiento bien ejecutado.

Siéntese derecho en los huesos "de asiento" en el centro del balón (pelvis neutral). Inhale para preparar. Exhale para cambiar la pelvis directamente a la derecha (fig. 3.13). Inhale para cambiar al centro. Exhale para cambiar la pelvis directamente a la izquierda.

Ahora vamos más lejos: esta vez cambie la pelvis más lejos hacia la derecha, hasta que la pelvis ruede sobre su cadera exterior izquierda. Los pies girarán y ahora, todo su cuerpo lo hará a la izquierda. Para evitar que se caiga del balón, coloque las dos manos en el balón, justo fuera del muslo izquierdo (fig. 3.14). Inhale y permanezca en la posición, luego exhale y cambie sus caderas de costado a la izquierda, para regresar todo el cuerpo al centro. Repita del lado contrario.

Apuntes de Mari Naumovski: observe que únicamente se puede mover de costado, tan lejos, hasta que la pelvis gire a la dirección contraria, provocando que su cuerpo, como un todo, responda a esta orientación en espiral.

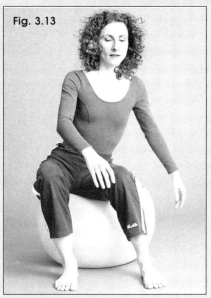

Fig. 3.13

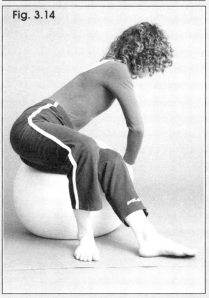

Fig. 3.14

Giro de espina

Este giro se hace en una posición derecha. Trate de mantener las caderas directamente centradas en el balón durante la rotación, si sus rodillas se mueven, también lo harán las caderas y se habrá excedido en la rotación. Empiece con sus brazos cruzados y bajos, para conservar los hombros también bajos y estar seguros que la rotación se está dando en la espina y no en los brazos ni en la cabeza. ¡Piense alto, más y más alto!

Propósito Girar mientras trata de mantenerse alargado a través de la espina.

Advertencias •Si tiene dolor en la espalda baja, haga una rotación muy pequeña. •Verifique que el grado de rotación sea igual en ambos lados.

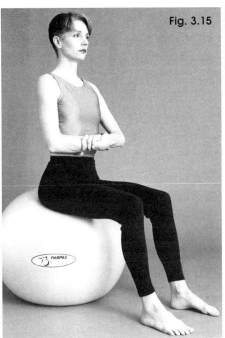 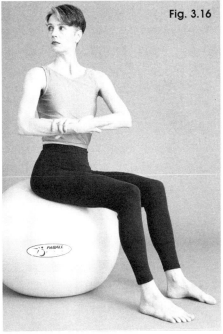

Fig. 3.15 Fig. 3.16

rotación: nutrición para sus discos

¡Permita que su espina reviva y se energice con giros suaves! Cuando gira el cuerpo en un plano horizontal, los discos vertebrales se comprimen naturalmente, lo que significa que hay una reducción en la altura total del disco. Algunas áreas de la espina están construidas más para la rotación, que otras secciones, así que es importante mantener controladas las rotaciones y pensar sobre el alargamiento a través de la espina y no torciéndola. Si tiene dolor de espalda baja o problemas de discos, gire con precaución.

posición inicial

Siéntese en los huesos "de asiento" en el centro del balón (pelvis neutral), los pies paralelos y sólo un poco más separados que el ancho de la cadera. Los brazos están cruzados y bajos (fig. 3.15).

movimiento 1

1. Inhale para preparar.
2. Exhale para rotar mientras se hace más alto (fig. 3.16).
3. Inhale para regresar al centro.
4. Repita del otro lado. Haga tres rondas.

movimiento 2

1. Abra los brazos, con las palmas de las manos hacia abajo y repita el movimiento 1.
2. Haga tres rondas.

Sirena

Doblarse a los lados es una parte necesaria en cualquier entrenamiento. Piense más en el alargamiento que en doblarse. Haga lentamente este estiramiento y con cuidado, para que mantenga la altura a través de la espina y no ruede fuera del balón.

Propósito Doblar la espina lateralmente.

Advertencias •No arquee la espalda, mantenga las caderas y costillas en una línea. Alargue la espina, no se doble simplemente ni se aplaste de costado. •Mantenga la cabeza alineada con la espina.

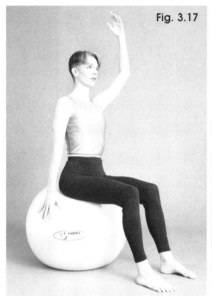

Fig. 3.17

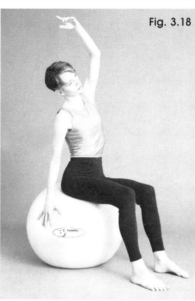

Fig. 3.18

posición inicial

Siéntese alto en el centro del balón (pelvis en posición neutral), una mano en un lado del balón, la otra afuera hacia el otro lado.

movimiento

1. Inhale para levantar el brazo izquierdo: el hombro izquierdo permanece abajo (fig. 3.17).
2. Exhale para alargarse a la derecha (fig. 3.18).
3. Inhale para regresar al centro, alargando a través de la punta de las orejas.
4. Exhale mientras que el brazo izquierdo cae.
5. Inhale para levantar el brazo derecho, el hombro derecho se desliza hacia debajo de la espalda.
6. Exhale para alargarse hacia la izquierda.
7. Inhale para regresar al centro.
8. Repita tres veces de cada lado.

¿Percibe si le es más fácil doblarse a un lado que al otro? La clave para una buena postura es el entrenamiento y la conciencia del cuerpo en su totalidad. En el próximo capítulo, los ejercicios abdominales de *Pilates con balón* completarán los ejercicios de postura, al proporcionar un soporte decisivo para la espina. Los ejercicios abdominales están diseñados especialmente para afirmar el abdomen y construir un centro fuerte, uno que no sólo mantiene una buena postura, sino que ayuda a aliviar y prevenir el dolor y los problemas de espalda baja.

4
Los ejercicios abdominales

La historia de Edwin

Edwin era un estudiante activista en el sumamente cargado clima de la política de Sudáfrica en los 80s. Cuando tenía más o menos veinticinco años y huía de la armada del apartheid, que quería violentamente reclutarlo para que peleara por un régimen al que despreciaba, notó que estaba empezando a despertar con un dolor en la espalda baja cada mañana. Algunas veces encontró que le era difícil dejar la cama. A menudo, después de un largo viaje en carro o de estar sentado por mucho tiempo en una junta, su espalda se paralizaba de repente. Los doctores lo reconocieron, hasta le tomaron radiografías, pero no revelaron nada. Una compañera de trabajo, también activista, estaba estudiando terapia con masajes y se ofreció a examinarlo. Observó que los músculos que corren verticalmente hacia abajo, de ambos lados de la espina, estaban duros y en un estado de contracción. Él seguía insistiendo en que tenía una "espalda débil", pero su entrenadora terapeuta no estuvo de acuerdo. Edwin —ella explicó— tenía fuertes músculos tensos que estaban cansados y sobre-trabajados. Necesitaba relajarse y soltar los músculos. Lo que en realidad necesitaba, era escapar de la intensa tensión, física y mental, de vivir en un país donde podría ser arrestado por traer una camiseta de Nelson Mandela en la cajuela de su coche.

Más de una década después, las paredes del apartheid habían caído y Sudáfrica había pasado por una milagrosa transformación. Edwin estaba establecido en un trabajo afín con el Congreso Nacional Africano y en una agradable relación amorosa. El país se había abierto y nuevas ideas, incluyendo las prácticas relacionadas con la salud, estaban surgiendo. Edwin visitó a un acupunturista, entrenado en Japón y Nueva York, quien le insertaba agujas en los meridianos apropiados, cada vez que su espalda lo estaba fastidiada. Desgraciadamente le seguía dando lata, mucha lata. Las extraordinarias presiones de su juventud, ahora habían cambiado al típico estrés de la vida norteamericana: esperar demasiado tiempo en las filas del cajero, luchar con el tráfico en las horas pico, acoplarse a las fechas límite y políticas del trabajo, a lo que Edwin llamaba bromeando que eran tensiones políticas con una pequeña *p*. Pero ahora tenía dinero para contratar algún tiempo de tratamiento con una terapeuta masajista registrada, cuyas observaciones coincidieron con las de la entrenadora que había consultado doce años antes: que los músculos de la espalda baja estaban contraídos crónicamente. Además Edwin ahora también sufría de dolor de estómago e insomnio.

Cuando Edwin y yo trabajamos juntos, empezamos con la colocación del coxis y la pelvis. Le enseñé cómo encontrar la pelvis neutral y le expliqué cómo ésta estabiliza la espalda baja para que los discos estén en una posición segura y sin contraerse. Para él, como para muchas personas, encontrar la pelvis neutral significaba atenuar la curva de la espalda baja. Entonces me enseñó la forma en que, por años, había hecho sentadillas en su gimnasio local. Había estado haciendo muchas y muy rápidas repeticiones. Los clásicos aparatos para hacer sentadillas y abdominales fortalecen el *rectus abdominis* superficial, un músculo que no está diseñado para soportar la espalda. Además, los poderosos flexores de cadera ayudan al movimiento, al hacer las sentadillas completas.

Se puede agravar el dolor en la espalda baja, haciendo movimientos vigorosos sin una apropiada activación de los músculos abdominales profundos. Enseñé a Edwin cómo hacer las sentadillas más pequeñas (y más lentas) y cómo asegurarse que la pelvis se mantiene en posición neutral, lo cual puede facilitar una contracción más profunda del *transversus abdominis* circular y que estrecha la cintura, y que es el más profundo de los cuatro músculos abdominales.

También trabajé las respiraciones posteriores con Edwin. Al igual que muchos estudiantes, él quería saber por qué la respiración va a la caja torácica y no a los abdominales. Le recordé que si aquella fluyera al estómago, lo liberaría. Deseamos lo contrario: conectar los abdominales que se envuelven ellos mismos fuertemente a la mitad y protegen la espalda baja.

Además, animé a Edwin a encontrar la manera para eliminar el estrés y a bajar el ritmo, respirar y estirarse. Él realizó sus ejercicios de abdominales de *Pilates con balón*, diariamente. También empezó a escribir sobre sus experiencias de crecer en el apartheid de Sudáfrica. El dolor empezó a desaparecer. Al mismo tiempo que se comprometía a darse tiempo para disfrutar la vida, en lugar de concentrarse en el caos y la agitación de su nuevo mundo, los dolores de cabeza y estómago fueron menos frecuentes. "Mi espalda se siente mejor que nunca", me escribió algunos meses después.

La vida y el dolor de espalda baja

De todos los estudiantes que veo cada semana, el dolor de espalda baja, leve o severo, es la queja que oigo más seguido. Atletas de la élite y quienes se ejercitan por diversión, actores, amas de casa, estudiantes y profesionistas, todos sufren de un amplio despliegue de síndromes y tensiones de la espalda baja. Es menos frecuente que el dolor en esta zona pueda sea provocado por malformaciones estructurales, sino que involucra, más comúnmente, a los músculos de postura, tendones, ligamentos y nervios. Para muchas personas, el dolor de espalda baja es crónico y debilitador.

A menudo el dolor está relacionado con tensión, estrés y factores sicológicos. Cuando trabajé con Edwin, él admitió que tenía mucho miedo de tener ataques recurrentes de dolor de espalda. Este miedo en sí mismo puede agravar el dolor. Mucha gente tiene una relación de miedo con el dolor. Hasta cuando éste ha abandonado sus cuerpos, ellos disminuyen sus actividades por el miedo de provocar otro ataque.

Existen muchas causas para el dolor de espalda baja, muchas más de las que se pueden explorar en el ámbito de este libro. Cuando el dolor es el resultado directo de una herida, accidente o caída, una desgracia de la vida real, que quien la padece es capaz de identificar, las probabilidades de recuperación son mayores. Es satisfactorio tener la posibilidad de describir el dolor, y la mayoría de las personas en esta situación se inclinan a dar los pasos necesarios para recuperar la salud y la movilidad. El mismo trauma real de un accidente de automóvil los obliga a actuar: otras personas o sus propios malentendidos o descuidos, han sido muy injustos con ellos y ahora no tienen otra alternativa que arreglar y restaurar sus cuerpos.

Desdichadamente, la mayoría de la gente que sufre de dolor de espalda

Pelvis neutral y alivio del dolor de espalda

*e*sta vez estamos tratando de encontrar la pelvis neutral mientras yacemos en un tapete. Recuéstese de espalda con las rodillas dobladas alineadas con las caderas y los pies en línea con aquellas. Asegúrese que el hueso pubiano y los dos de la cadera que se encuentran enfrente de la pelvis, estén planos y en el mismo nivel. La meta es animar a la espina a descansar en sus curvas naturales y, si es necesario, disminuir la curva en la espalda baja. Sienta el coxis tan pesado y alargado, sin forzarlo hacia el tapete.

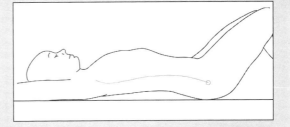

Trate de deslizar una mano por su espalda baja. Con la mayoría de tipos de cuerpos se debería poder deslizar los dedos en el espacio entre el piso y su espalda ("deslizar" es aquí una palabra operativa. Lo deseable es que este espacio sea más bien pequeño que enorme).

Cuando sienta el dolor de espalda baja,

agregue un balón a este ejercicio para tranquilizarse. Póngalo bajo sus rodillas. Permita que la espalda se asiente con la gravedad, sin forzarla. Intente mantener esta posición por lo menos veinte minutos y aún más, si es posible. Practique la respiración de caja torácica o abdominal. Concéntrese en las sensaciones internas: ¿Un lado de la pelvis está más asentado que el otro?

Salga de esta posición con cuidado. Ruede a un lado, jale las rodillas hacia el pecho y lentamente use las manos para sentarse.

baja no pueden describir su aflicción. Pasar el cepillo por el cabello puede provocar las misma cantidad de dolor que una caída en el hielo. Algunas veces la "vida" o "envejeciendo" son las explicaciones que se dan, a menudo tomadas de los labios de los doctores. "Me estoy haciendo viejo", claman suspirando, como si no hubiera nada en su poder que les ayudara a redescubrir su total potencial como seres humanos. Francamente, como cualquier doctor o practicante en el cuidado de la salud puede atestiguar, el cuerpo es un misterio y puede marchitarse por un sin fin de inexplicables síntomas que no responden a los tratamientos médicos. Un dolor que no se puede diagnosticar es frustrante y se posa en cada aspecto de la vida de quien lo padece. De hecho, cuando estas personas suspiran que la "vida" es la causa de sus tobillos tiesos, de sus dolores de cabeza por tensión y de su dolor de espalda baja, están en lo correcto. En nuestro ambiente hay tensiones y traumas continuos y que no disminuyen, y si se les permite continuar, estas poderosas situaciones de estrés, con el tiempo causarán enfermedades y complicaciones físicas.

La central de fuerza y el dolor de espalda baja

La buena noticia es que el dolor de espalda baja se puede evitar, cambiando el comportamiento y estirando los abdominales, especialmente los profundos músculos abdominales estabilizadores, así como los más superficiales. Pero la mayoría de las actividades diarias, aun la mayoría de los deportes populares, no estiran esta área.

Joseph Pilates vio el área abdominal, la que está entre la última costilla y la pelvis, como el centro o la central de fuerza del cuerpo. Percibió a este "cinturón de fuerza" como un centro físico, gravitacional, así como mental o espiritual. Uno de los principios fundamentales detrás del aclamado Método Pilates de acondicionamiento, es que la central de fuerza es el núcleo de todo movimiento. Entre más fuerte sea aquella, más poderoso y eficiente será el movimiento. Por otra parte, cuando los músculos abdominales están fuertes, mantienen la espina alineada correctamente y soportan y distribuyen el estrés que se coloca en ella.

Existen tres músculos abdominales que trabajan con los pequeños músculos, de la espina del grupo del *erector spinae*, para formar la central de fuerza de fuerza. El músculo *rectus abdominis* superficial es el responsable de doblar el tronco al jalar las costillas hacia la pelvis; tiene, junto con los otros abdominales, un papel de postura. El *transversus abdominis* más profundo es un grupo de músculos que estabilizan la espina lumbar, al estrechar la pared abdominal y está asociado con la prevención del dolor crónico de espalda baja. Si coloca las manos alrededor de la cintura y tose, sentirá al *transversus* tensarse. Los oblicuos, externos e internos, a menudo llamado el corsé natural del cuerpo, debido a que por la forma en que estos músculos, con apariencia de hoja, entrecruzan el cuerpo, son los responsables de las flexiones laterales y de los giros de la espina. Si uno de estos músculos abdominales se debilita, afectará la estabilidad de la espalda baja y puede causar dolor en esa área.

Centrarse

Pilates con balón y otros sistemas de ejercicios holísticos de mente/cuerpo, pueden ayudar a las personas a volver a aprender a comprometer y a utilizar los abdominales y controlar los músculos hipertensos. Sin embargo, no es suficiente ejercitar nuestros cuerpos. Necesitamos ejercitar nuestra mente contra los maltratos y los efectos acumulativos de los traumas y el estrés. Joseph Pilates lo sabía. Cuando diseñó este método de acondicionamiento mental y físico, altamente efectivo, se enfocó en lo mejor de las filosofías de ejercicio occidentales y orientales, buscando una perfecta armonía entre cuerpo, mente y espíritu.

Pilates creía que todo movimiento tenía que iniciar desde la central de fuerza o núcleo. Entre más fuerte sea la central de fuerza más efectivos serán los movimientos. A este proceso se le llama centrarse y es un principio esencial en *Pilates con balón*. Centrarse es también sabido como ombligo-a-espina. Cómo desearía haber conocido sobre "centrarse" u ombligo-a-espina, en aquellos años cuando estudiaba ballet. Si hubiera iniciado desde la central de fuerza y tensado el abdomen apretado y hacia la espina, cuánto más fuertes y seguras hubieran sido mis piruetas. Nunca me enseñaron a crear un abdomen firme y fuerte o cómo encontrar mi centro, así que di vueltas como la Tierra en su eje. Hasta una lavadora de ropa hace ruido y sacude peligrosamente cuando está desbalanceada.

Centrarse en el tapete o en el balón no puede ayudar más que a transferir una claridad y una tranquilidad que serán útiles en todo tipo de situaciones de la vida. En un mundo de constantes estímulos y caos, fácilmente podemos perder el enfoque y volvernos desquiciados. *Pilates con balón* nos ayuda a centrarnos y pacificarnos. Cualquiera que sea la definición de "estar centrado", lo físico no puede menos que inspirar el espíritu, haciéndonos más capaces de aceptar los cambios y retos. ¿Qué puede ser más formidable que tender su cuerpo de cincuenta y tantos años sobre un gran balón de playa, por primera vez en cuarenta años?

Centrarse es decisivo cuando subimos al balón. ¡De hecho puede ser uno de los ingredientes más básicos para un trabajo con balón efectivo y seguro! Sin trabajar efectivamente desde la central de fuerza, ¿cómo podremos balancearnos y maniobrar en esta pieza móvil de equipo? Si no estamos centrados, si nuestros abdominales no están comprometidos, el balón se resbalará fácilmente. Por otra parte, si iniciamos desde otra parte del cuerpo y no desde la central de fuerza, nos podemos lastimar o seremos incapaces de terminar el movimiento efectivamente.

Ejercicios abdominales

Pilates con balón es una magnífica terapia para el dolor de espalda baja. La mayoría de los siguientes ejercicios pueden hacerse aunque experimente dolor de espalda baja, pero tenga cuidado de permanecer con las modificaciones. Los

El Método Pilates es un movimiento fluido hacia el exterior desde un centro fuerte.
—Romana Kryzanowska, sobresaliente entrenadora Pilates, El Estudio Pilates, Nueva York.

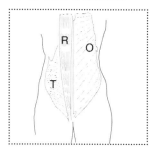

anatomía con el balón: músculos abdominales

El *transversus abdominis* es el más profundo de los cuatro músculos abdominales. Se envuelve horizontalmente alrededor de la cintura y estabiliza la espina lumbar, al estrechar la pared abdominal. Últimamente este músculo ha llamado mucho la atención, por asociaciársele con la prevención del dolor de espalda baja. El largo y superficial *rectus abdominis* corre hacia arriba desde el hueso pubiano a la parte inferior del esternón y los cartílagos de costilla más bajos. Es el responsable de doblar el tronco; en realidad su función no es la de soportar la espalda. Los oblicuos internos y externos, el corsé natural del cuerpo, son los responsables de flexionar a los lados y de girar la espina.

Los músculos abdominales, especialmente el *tranversus*, y los músculos profundos de espina, hacen la central de fuerza Pilates o "cinturón de fuerza". Cuando el centro abdominal es fuerte, prevenimos el dolor de espalda baja y podemos realizar, segura y eficientemente, los movimientos de brazos y piernas.

ejercicios abdominales son sus ejercicios de calentamiento: dan fuerza a los abdominales y lo preparan a usted para los movimientos más agotadores que siguen. Recuerde usar su respiración, especialmente exhalar, para ayudar a comprometer a los abdominales. Si su cuello está tenso, mantenga la cabeza sobre el tapete donde yo indique hacerlo y evite usar el balón, ya que sus setecientos cincuenta gramos a un kilo de resistencia puede agravar el cuello. Aun así, entre más fuertes se vuelvan los abdominales, menos tensión experimentará en el cuello. También tenga cuidado de estabilizar los hombros, relajándolos hacia abajo y atrás, antes de que haga cualquier movimiento, especialmente antes de levantar o rodar el balón. Notará que en *Pilates con balón* sólo hacemos de seis a ocho repeticiones de cada ejercicio. Joseph Pilates era muy inflexible sobre el número de repeticiones. A sobre-trabajar los músculos le llamaba una "infracción" que crea agotamiento, fatiga y "veneno" en los músculos. Lo importante es la calidad del movimiento y no la cantidad.

Ombligo a espina

La posición de arrodillarse en cuatro puntos, es una postura efectiva con la cual se puede enseñar la acción de tensar, hacia arriba y adentro, los abdominales más bajos. Cuando hablo de ombligo-a-espina, les digo a mis estudiantes que imaginen un grueso cordón que conecta el ombligo con la parte posterior de la espina. Otros maestros usan la imagen de un pequeño punzón picando en el abdomen bajo, para conseguir que sus estudiantes ahuequen los abdominales. Primero practicamos el levantar el ombligo, para luego soltarlo en el balón, después aprendemos a conservar la conexión ombligo-a-espina para inhalar y exhalar, mientras agregamos movimientos simples de brazos.

Propósito Aprender cómo crear un centro fuerte al encontrar y comprometer los abdominales.

Advertencias •Este movimiento es suave. La contracción de los abdominales se realiza de una manera lenta y controlada. Los músculos de los glúteos no se involucran. •Evite arquear la espalda o mover la pelvis. Mantenga las caderas en el balón; la mirada en el piso. •Conserve los hombros relajados hacia abajo y atrás. •Recuerde inhalar por la nariz, exhalar por la boca.

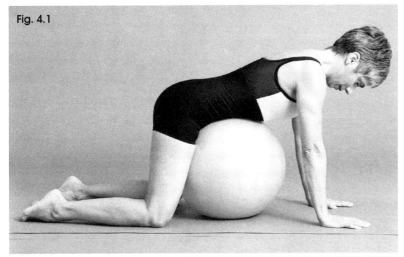

Fig. 4.1

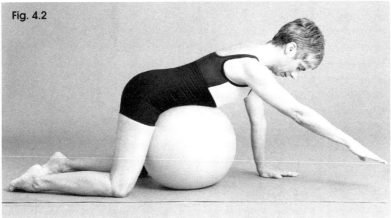

Fig. 4.2

¿qué está mal con las sentadillas tradicionales?

Las sentadillas típicas y los aparatos para hacer abdominales fortalecen el músculo *rectus abdominis* superficial, el cual que no es importante para soportar la espalda. Además, en sentadillas completas los poderosos flexores de la cadera ayudan al movimiento, así que se consiguen flexores de cadera fuertes, en lugar de fortalecer los músculos abdominales profundos, como se desea. Muchas repeticiones rápidas puede agravar el dolor de espalda baja. Las compresiones también pueden jalar el cuello y voltear los hombros, causando dolor en el cuello.

posición inicial

Recuéstese sobre su balón. Asegúrese que su peso esté igualmente distribuido en todas las cuatro extremidades; las manos están directamente abajo de los hombros y de igual modo lo están las rodillas con relación a las caderas (fig. 4.1). Si su balón es grande, puede ser que el peso esté en los dedos de los pies, en lugar de en las rodillas. Mantenga la cabeza alineada con la espina, la mirada estará hacia el suelo.

movimiento 1

1. Inhale para alargarse por la espina.
2. Exhale para levantar el ombligo.
3. Inhale para soltar y dejar caer el ombligo en el balón.
4. Exhale para levantar el ombligo.
5. Inhale para dejar caer el ombligo.
6. Repita este movimiento cinco veces.

movimiento 2: con una mano levantada

1. Inhale para alargarse por la espina.
2. Exhale para levantar el ombligo.
3. Inhale para levantar una mano unos centímetros del suelo (fig. 4.2). Mantenga conectados los abdominales.
4. Exhale para bajar el brazo.
5. Inhale para levantar la otra mano.
6. Exhale para bajarla.
7. Repita cuatro veces de cada lado, manteniendo los abdominales conectados para respirar centro y fuera.

47

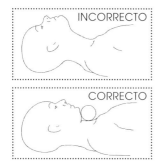

posición de cabeza en el tapete.

Cuando esté recostado de espalda, asegúrese que la cabeza no esté tan inclinada que el cuello se arquee. Puede ser que necesite dejar caer la barbilla levemente hacia delante, como si sostuviera una pelota de tenis con la garganta. Esta corrección producirá una sensación de alargamiento a través del cuello, que es lo que queremos cuando la cabeza está en el tapete. Esto es lo que quiero decir con la directriz "alargar a través de la nuca". En algunos casos se puede necesitar una almohada delgada.

Para levantar la cabeza con seguridad, primero asienta o deje caer la barbilla hacia delante y levante la cabeza inmediatamente mientras vacía los pulmones. Evite poner la barbilla al aire o incrustarla en el pecho, porque eso presiona mucho la nuca. Asegúrese de mirar a los muslos y no al techo, cuando la cabeza esté arriba.

Pequeños rizos abdominales

Este es el primero en una serie de ejercicios abdominales altamente efectivos. Le enseñará cómo curvear la parte superior del cuerpo mientras conserva la conexión ombligo-a-espina. Este pequeño ejercicio es mucho más efectivo que enganchar sus pies bajo un sofá y cargarse a sí mismo a través de una serie de sentadillas, lo que hace fuertes flexores de cadera, pero no abdominales. Colocar las manos bajo la cabeza, lo ayudará a practicar de forma segura a levantar la cabeza del tapete. Trate de conservar la pelvis neutra y no subir el coxis. Si nunca ha hecho Pilates, verá que los movimientos son mucho más lentos de lo que estaba acostumbrado.

Propósito Alargar los músculos abdominales. Aprender a levantar la cabeza del tapete. Ayudar a aliviar el dolor leve de espalda baja.

Advertencia •Trate de usar los abdominales y no las manos, al levantar la cabeza. •Trate de impedir que la barbilla se meta en el pecho. •Conserve la pelvis en su lugar neutral.

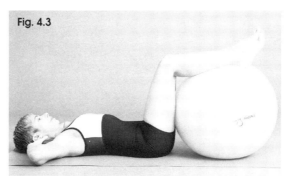

Fig. 4.3

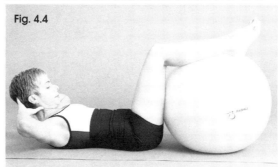

Fig. 4.4

posición inicial

1. Tiéndase de espalda con el balón bajo las rodillas, que deben estar alineadas con las caderas.
2. Verifique que la nuca esté en "posición alargada". Coloque las manos atrás de la cabeza, los codos abiertos (fig. 4.3).

movimiento

1. Inhale para preparar y empiece a dejar caer la barbilla, mientras la cabeza está aún en el tapete.
2. Exhale para levantar la cabeza, doblando el tronco superior.
3. Inhale y permanezca en la posición: la mirada está en los muslos y no en el techo (fig. 4.4).
4. Exhale para regresar la cabeza al tapete.
5. Repita ocho veces, lentos y controlados.

Rizos abdominales completos

La transición del ejercicio anterior, a los rizos abdominales completos, consiste en recoger el balón con los pies y levantarlo al aire, pasándolo a las manos. Si no es posible, simplemente ruede el balón a su lado y recójalo con las manos. Con el tiempo dominará el principio esencial Pilates de fluir, pero por ahora es suficiente recordar que idealmente, un movimiento debería fluir hacia el siguiente. Entre más se adentre en los ejercicios, más fácil le será dominar el fluir. En esta etapa no se preocupe por la perfección; sólo intente los movimientos.

Propósito Fortalecer los músculos abdominales. Aprender a levantar la cabeza del tapete, en forma segura, sin usar las manos. Ayudar a aliviar el dolor leve de espalda baja.

Advertencia •Asegúrese de asentir con la barbilla y entonces la cabeza se levanta inmediatamente, barbilla en el pecho, pero sin meterla en éste. •Verifique que los abdominales estén trabajando. Presiónelos con los dedos y vea que estén comprometidos. •No flexione demasiado alto, ya que comprometerá los poderosos flexores de cadera. •Conserve la pelvis en posición neutral. Impida que el coxis se levante del tapete. •Relájese, bien alineado, entre cada ejercicio.

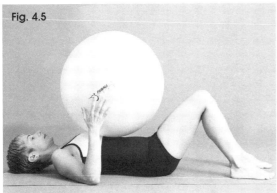

Fig. 4.5

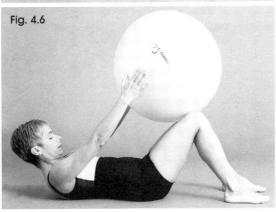

Fig. 4.6

posición inicial

1. Recuéstese de espalda con las rodillas dobladas y los pies en el piso, separados al ancho de los huesos "de asiento".
2. Coloque el balón en la caja torácica y sosténgalo con ambas manos (fig. 4.5).
3. Sienta que la nuca se alarga.

movimiento

1. Inhale para preparar y empiece a asentir con la barbilla.
2. Exhale para levantar la cabeza y flexionar la parte superior del cuerpo, rodando el balón hacia los muslos.
3. Inhale y permanezca en la posición con la mirada en los muslos y no en el techo (fig. 4.6).
4. Exhale para regresar, la cabeza en el tapete.
5. Repita ocho veces, lentos y controlados.

49

CuerposEsfera — *rizos abdominales superiores contra la pared*

Siéntese en su balón con la cara hacia la pared. La distancia entre la pared y los dedos de los pies debe ser similar a una medida y media del largo de sus pies. Incline la pelvis hacia atrás para que el torso se arquee y ponga un pie en la pared directamente enfrente de la cadera. Repita con el otro pie. Mantenga las manos en el balón para obtener un soporte adicional.

Camine hacia arriba por la pared hasta que las piernas estén estiradas. Mientras aspira, coloque las manos detrás de la cabeza y alargue la espalda superior (fig 4.7). Exhale para doblar la parte superior del cuerpo (fig. 4.8). Cuide de dejar espacio entre la barbilla y el pecho para evitar presionar la cabeza hacia abajo con la fuerza de los brazos. No deje caer la cabeza cuando la extienda hacia atrás.

Repita de cuatro a seis veces. Notas de Mari Naumovski: este ejercicio aprovecha la parte excéntrica de la contracción muscular. En ésta, el músculo está alargado hacia fuera de su posición acortada. Requiere de una tremenda fuerza controlar este movimiento suavemente. También usted está teniendo un estiramiento de los *hamstrings* mientras las piernas están, como un sándwich, entre la pared y su torso.

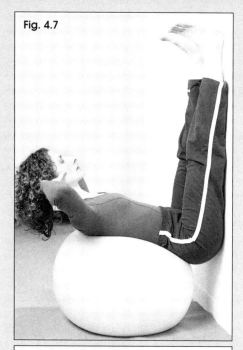

Fig. 4.7

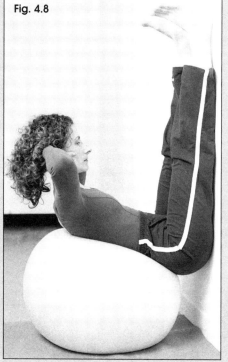

Fig. 4.8

La cascada

Si no tiene dolor de espalda baja, daremos un paso adelante en los Rizos Abdominales Completos y rodaremos el balón hacia arriba y sobre las rodillas hacia los tobillos. Mantenga los hombros estabilizados cuando ruede el balón por todo el tronco o las piernas: no permita que al tener las manos en el balón los hombros se levanten hacia las orejas. La forma del balón nos ayuda a personificar la imagen de rueda, que se usa en tantos de los ejercicios Pilates. Trate de no pasar simplemente por los movimientos, sienta la espina enrollarse y desenrollarse, también sienta cada uno de los huesos tocar el tapete. El balón ayuda a bajar el ritmo y a sentir el movimiento dentro y fuera del cuerpo.

Propósito Alargar los músculos abdominales. Experimentar cómo se enrolla la espina como una rueda.

Advertencias •Si los pies están muy cerca de los glúteos, se le dificultará levantar el balón y llevarlo sobre las rodillas. •Mantenga el balón en contacto con el cuerpo y experimente esta sensación. •Si padece de dolor de espalda baja no permita que el balón vaya más lejos de las rodillas; mantenga las rodillas dobladas. •Cuide que el abdomen esté plano y ahuecado, recuerde: ombligo-a-espina. •Conserve los hombros bajos y hacia atrás.

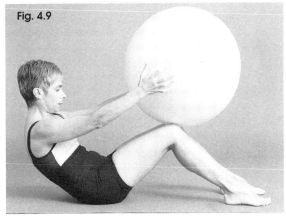

Fig. 4.9

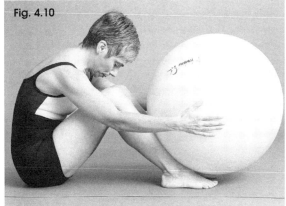

Fig. 4.10

posición inicial

1. Acuéstese de espalda, con las rodillas dobladas y con los pies en el piso, alineados con los huesos "de asiento".
2. Coloque su balón en la caja torácica y sosténgalo con las dos manos. Asegúrese que los pies no estén demasiado cerca de los glúteos.

movimiento

1. Inhale para alargarse en el tapete.
2. Exhale para levantar la cabeza y flexionar la parte superior del cuerpo mientras rueda el balón hacia los muslos (fig. 4.9), pasando sobre las rodillas y bajando a las espinillas (fig. 4.10).
3. Inhale cuando el balón esté en los tobillos mientras que usted empieza a rodar hacia atrás.
4. Exhale para continuar hacia atrás, rodando el balón sobre el cuerpo, hasta descansar la cabeza en el tapete.
5. Repita seis veces, lentos y controlados.

El giro en alto

Pruebe mantener el balón separado del cuerpo por todo el ejercicio, al contrario que con "La cascada". Tenerlo en el aire agregará resistencia y hará que sus abdominales trabajen muy fuerte. El balón también realza su conciencia, sobre el lugar que ocupa su cuerpo en el espacio y añade un elemento de gracia y diversión al ejercicio. No permita que el balón lo distraiga de rodar la espina como una rueda y de los demás principios del ejercicio. Imagine que los abdominales son frenos que moderan el desenrollo de la espina. Conserve las rodillas dobladas si sufre de dolor de espalda y evite el movimiento 2, el giro en alto completo.

Propósito Estirar los abdominales y aprender a mantener estos músculos planos. Experimentar un estiramiento de los *hamstrings* y de la espina en el movimiento 2.

Advertencias •Asegúrese que los hombros se deslicen hacia abajo por la espalda y que usted no la esté arqueando fuera del tapete, cuando lleve el balón sobre la cabeza. •Hunda el ombligo en la espina para rodar hacia abajo un hueso a la vez. •Flexione los pies en el movimiento 2 y empuje los tobillos lejos de las caderas para un estiramiento de los *hamstrings*.

posición inicial

1. Si siente dolor de espalda baja, mantenga las rodillas dobladas durante estos ejercicios. Recuéstese extendido de espalda en el piso, las piernas juntas, sosteniendo el balón entre las manos (fig. 4.11).
2. No separe del tapete los omóplatos. Lleve el balón sobre la cabeza (fig. 4.12). Si las rodillas están dobladas, asegúrese que los tobillos no estén muy cerca de los glúteos.

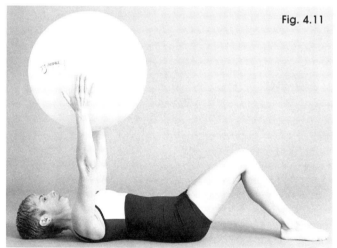

Fig. 4.11

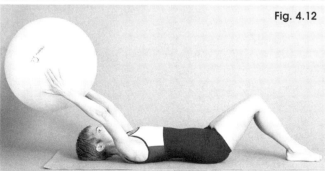

Fig. 4.12

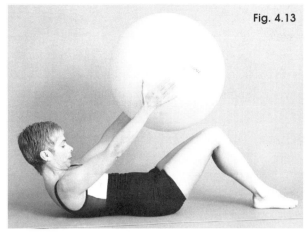

Fig. 4.13

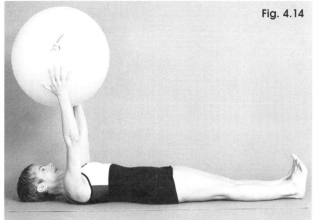

Fig. 4.14

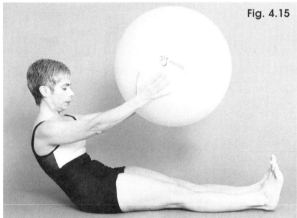

Fig. 4.15

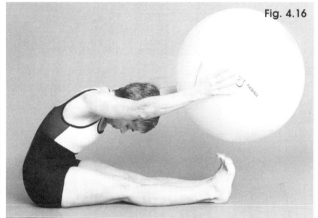

Fig. 4.16

movimiento 1: medio giro en alto

1. Inhale para levantar el balón hacia el techo, con la cabeza aún en el tapete.

2. Exhale para flexionar el cuerpo hacia arriba, la barbilla en el pecho, llevando el balón justo arriba de las rodillas (fig. 4.13).

3. Inhale para empezar a levantar el balón hacia atrás.

4. Exhale para regresar al tapete, rodando los huesos uno a uno.

5. Haga de seis a ocho repeticiones.

movimiento 2: giro en alto completo

1. Inhale para levantar el balón hacia el techo (fig. 4.14).

2. Exhale para flexionar el cuerpo hacia arriba, despegando del tapete una vértebra a la vez (fig. 4.15).

3. Inhale para extender el balón hasta los dedos de los pies y empezar a rodar jalando el ombligo a la espina (fig. 4.16).

4. Exhale para dar marcha atrás al movimiento, rodando las vértebras una a una.

5. Cuando las paletas de los hombros alcancen el tapete, el balón flota de regreso sobre su cabeza.

6. Repita de seis a ocho veces.

Círculos con las piernas

El siguiente es un ejercicio suave, que da vida y salud a las articulaciones esfera y cavidad en la cadera y se puede hacer aunque sienta un moderado dolor de espalda baja. Arranque con pequeños círculos, las piernas en el aire dobladas ligeramente. Piense en dibujar el círculo con la rodilla y no con los pies. Imagine que está dibujando la carátula de un reloj con la rodilla, asegúrese de pasar por las 3:00, 6:00, 9:00 y 12:00 horas. Conforme se va haciendo más competente, la pierna se endereza más, los círculos se harán más largos y usted pensará en dibujar el círculo con el pie, en lugar de con la rodilla. Debido a que la otra pierna está descansando sobre el balón, usted podrá sentir cualquier temblor en la pelvis. Recuerde: deseamos una pelvis calmada y neutral.

Propósito Mantener al fémur moviéndose libremente en la articulación esfera y cavidad, mientras la pelvis permanece totalmente anclada.

Advertencias •Al principio haga los círculos pequeños y mantenga la pierna doblada. Con el tiempo la pierna se enderezará y los círculos se agrandarán. •Use el ombligo-a-espina para mantener la pelvis calmada y anclada. •La pierna o rodilla cruza hacia adentro por encima del cuerpo, a la misma distancia que cruza hacia fuera. •Los hombros deben estar relajados y echados hacia abajo de la espalda.

Modificación Si tiene problemas para mantener la pierna en el aire o para sentir la forma del círculo, use una toalla por atrás del muslo para guiar el movimiento. Recuerde la posición correcta de la cabeza en el tapete. Podría ser necesario dejar caer un poco la barbilla como si estuviera sosteniendo una pelota de tenis con la garganta.

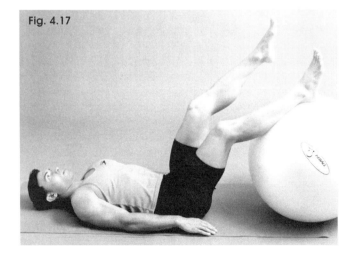

Fig. 4.17

posición inicial

1. Recuéstese de espalda, rodillas dobladas y sobre el balón, las piernas con una separación igual a la distancia entre los huesos "de asiento".
2. Baje los hombros. Coloque sus manos a los lados.

movimiento

1. Inhale para preparar.
2. Exhale para levantar del balón la rodilla izquierda, para que quede directamente arriba de las caderas (fig. 4.17).
3. Inhale para cruzar la rodilla hacia adentro, a través del cuerpo.
4. Exhale para cruzar la rodilla hacia fuera y alrededor de la posición inicial.
5. Haga cinco círculos en el sentido de las manecillas del reloj, inhalando para la mitad del círculo y exhalando para la otra mitad.
6. Haga cinco círculos en sentido contrario a las agujas del reloj y repita con la otra pierna. No tema dejar que el movimiento de la pierna roce el balón.

Rodando como una pelota

Desde la posición inicial de los Círculos de Piernas, recoja el balón entre los pies y llévelo hacia las manos. Si puede, haga el Giro en Alto Completo, para subir y colocarse para Rodando Como una Pelota, o ruede a un lado y use las manos para ayudarlo a ponerse en posición. Rodando Como una Pelota es un masaje para la espina. El movimiento 2 le enseña a rodar hacia atrás, fuera de los huesos "de asiento" e impedir rodar de regreso al usar los abdominales. Si no tiene dolor de espalda baja, haga esta versión, practicando primero sin el balón. Éste le ayuda a que los tobillos permanezcan cerca de los glúteos, para mantener apretada la correcta posición de "pelota", pero es considerablemente más difícil con el balón que sin él.

Propósito Controlar con los abdominales el rodar a través de la espina.

Advertencia •No quite la mirada de las rodillas para que la cabeza no toque el tapete. •Deslice los hombros hacia abajo de la espalda. •Mantenga los tobillos cerca del cuerpo. •Suma el ombligo hacia la espina para dirigir con la espalda baja. •Use el momento de la exhalación para ayudarlo a levantarse.

---

posición inicial

1. Balancee en una curva C, inclinándose sólo un poco hacia atrás de los huesos "de asiento".
2. Relaje las manos en las espinillas, pies cerca de los glúteos. Los hombros deslizados hacia abajo de la espalda; la mirada hacia las rodillas (fig. 4.18). Intente mantener los dedos de los pies fuera del piso a no ser que esté haciendo la modificación.

movimiento 1

1. Inhale para dejar caer el ombligo hacia la espina y ruede hacia atrás (fig. 4.19).
2. Exhale y regrese hacia delante.
3. Repita de seis a ocho veces.

movimiento 2

1. Inhale para dejar caer el ombligo hacia la espalda y ruede un poco hacia atrás,

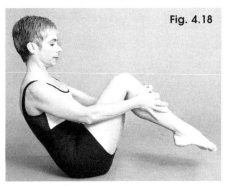

Fig. 4.18

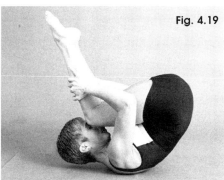

Fig. 4.19

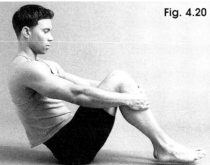

Fig. 4.20

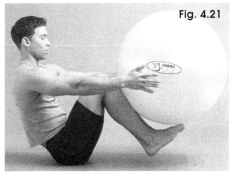

Fig. 4.21

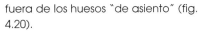

fuera de los huesos "de asiento" (fig. 4.20).
2. Exhale al regresar, conservando el cuerpo en la curva C. Si es necesario, ponga los pies en el piso y trabaje en dejar caer el ombligo a la cavidad

de los abdominales y sentir la curva C.
3. Incorpore el balón cuando haya dominado la técnica y ritmo de rodar hacia atrás (fig. 4.21).

las reglas para subir las piernas

Cuando las piernas se levantan al aire, hundimos la espalda baja en el tapete para protegerla. Piense en deslizar las costillas un poco más cerca de la pelvis, en lugar de forzar la espalda baja hacia abajo y causar tensión en los músculos de la espina.

Puede verificar si lo ha hecho bien, al asegurarse que no puede deslizar los dedos entre la región baja de la espalda y el tapete. Si baja las piernas demasiado cerca del tapete en ejercicios como el Estiramiento de Piernas Sencillo o Doble, la parte más baja de la espalda puede saltar y arquearse. Esto la presiona. Entre más fuertes sean los abdominales, las piernas se pueden llevar desde más abajo, sin levantar la espalda baja.

Estiramiento sencillo de piernas

Para los siguientes ejercicios, llevamos las piernas al aire para que la pelvis salga de su posición neutral, directamente a una en la cual la espalda baja esté fija o aplanada en el tapete. Este es un magnífico ejercicio abdominal. Si tiene el cuello tenso, no use el balón y deje la cabeza en el tapete. Si tiene dolor en la espalda baja, mantenga las piernas más arriba de un ángulo de 45° mientras las extiende.

Propósito Trabajar en la coordinación, la respiración y el estiramiento abdominal.

Advertencias •Si siente tensión en el cuello, deje la cabeza en el tapete durante todo el ejercicio y no use el balón. •Conserve alineados los tobillos, rodillas y caderas. •Mantenga las piernas totalmente estiradas, los dedos de los pies ligeramente en punta. •El torso superior está estable; Los omóplatos deslizados hacia abajo de la espalda. •Ahueque los abdominales, asegurándose que la espalda baja está descansando totalmente en el tapete. •La mirada está en los muslos y no en el techo.

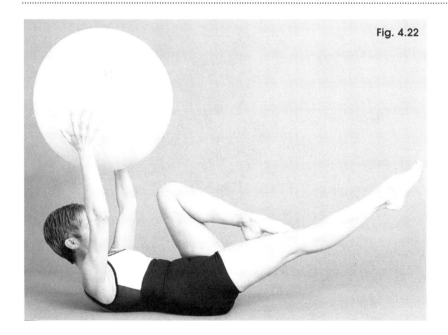

Fig. 4.22

posición inicial

Recuéstese estirado de espalda, rodillas hacia el pecho. Sostenga el balón en las rodillas.

movimiento

1. Inhale para preparar, sosteniendo el balón en el aire sobre usted.
2. Exhale para llevar la barbilla hacia el pecho, al mismo tiempo que extiende una pierna a 45° del piso (fig. 4.22).
3. Inhale para cambiar las piernas.
4. Exhale para estirar la otra pierna a 45° del piso.
5. Inhale para cambiar y exhale para extender la pierna.
6. Repita cinco series o diez veces con cada pierna.

Estiramiento doble de piernas

El siguiente es un ejercicio gracioso y a la vez poderoso para construir la central de fuerza. Hay un fluir y control entre el estiramiento de las extremidades y la correcta posición tensada del balón entre ellas. No olvide la unión entre la respiración y el movimiento. El peso adicional del balón, hace de éste un magnífico tensor de los abdominales. Conserve las piernas en alto, si sufre de dolor de espalda baja.

Propósito Construir los abdominales y la coordinación. Practicar la unión entre la respiración y el movimiento.

Advertencias •Si tiene tenso el cuello, mantengan la cabeza sobre el tapete y no use el balón. •Conserve la conexión ombligo-aespina para fijar la espalda baja al tapete. •Asegúrese que los brazos estén extendidos derechos a los lados y arriba de las orejas. •Las piernas están paralelas y conectadas; los dedos de los pies, alargados. •En el movimiento 2, mantenga la mirada en los muslos y no en el techo. Trate de impedir que la cabeza se jale hacia atrás. •No permita que las piernas caigan tan bajo que la espalda baja se arquee fuera del tapete. •No encorve los hombros.

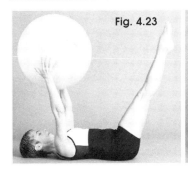
Fig. 4.23

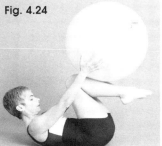
Fig. 4.24

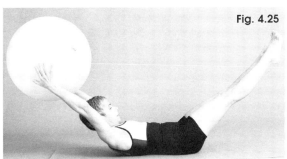
Fig. 4.25

posición inicial

1. Jale las piernas hacia su pecho.
2. Sostenga el balón en las rodillas o tobillos.
3. Estire la nuca.

movimiento 1 — cabeza en el tapete

1. Inhale para extender piernas y brazos, con estos últimos justo arriba de la cabeza, las piernas a 45° o más de separación del piso (fig. 4.23).
2. Exhale para llevar el balón a los tobillos.
3. Inhale para estirar piernas y brazos.
4. Exhale para doblarse como pelota.
5. Repita de seis a ocho veces.

movimiento 2 — levantamiento de cabeza — intermedio

1. Inhale para preparar.
2. Exhale para girar como pelota con la barbilla en el pecho y las manos a los lados del balón (fig. 4.24).
3. Inhale para extender piernas y brazos, colocando estos últimos justo atrás de la cabeza, las piernas a 45° separadas del piso (fig. 4.25).
4. Exhale para llevar el balón hasta los tobillos.
5. Inhale para estirar piernas y brazos. Exhale para doblarse como una pelota.
6. Repita de seis a ocho veces.

Oblicuos

Realmente sentirá este ejercicio, ya que se dirige a los oblicuos y no usamos estos abdominales entrecruzados, tanto como los demás. Ponga el balón entre las rodillas, jálelo un poco hacia adelante para mantenerlo en su lugar. Apretar el balón entre las piernas, dirige los muslos internos y los músculos dentro del piso de la pelvis. Trate de hacer este ejercicio lentamente y con precisión, manteniendo la pelvis en posición neutral. Con cada exhalación, piense en deslizar la caja torácica hacia el hueso de la cadera opuesto.

Propósito Dirigir los músculos oblicuos y los muslos internos.

Advertencias •Tómese de las manos, sin apretarlas, por atrás de la cabeza; los hombros abiertos. •No separe el coxis en el tapete y trate de no mecer la pelvis. •Mantenga los abdominales planos y ahuecados.

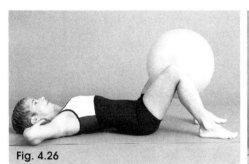

Fig. 4.26

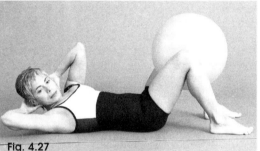

Fig. 4.27

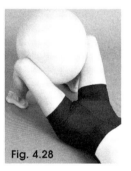

Fig. 4.28

posición inicial

Recuéstese de espalda con el balón entre las rodillas. Los pies permanecen en el tapete. Las manos están atrás de la cabeza, los hombros abiertos (fig. 4.26).

movimiento 1: giros de oblicuos

1. Inhale para preparar.
2. Exhale para curvear la parte superior del cuerpo, con la barbilla en el pecho.

3. Inhale y permanezca en posición. Exhale para llevar la caja torácica izquierda cruzando sobre el cuerpo, mientras aprieta el balón (fig. 4.27).
4. Inhale para centrarse, con la barbilla en el pecho.
5. Exhale para llevar la caja torácica derecha cruzando por el cuerpo, mientras aprieta el balón.
6. Repita ocho veces de cada lado.

Movimiento 2: sólo apretar

1. Mantenga la cabeza en el tapete. Inhale para liberar suavemente el balón.
2. Exhale para apretar fuerte el balón, aislando los muslos internos (fig. 4.28).
3. Repita seis u ocho veces.

Voltereta

Cuando aprendí inicialmente este ejercicio, lo tenía puesto al comienzo de mi entrenamiento y sentí que mi calentamiento no era suficiente para hacerlo. Definitivamente, es un ejercicio desafiante, un movimiento altamente controlado y un maravilloso final para la serie de abdominales, si usted está listo para hacerlo. Inténtelo primero sin el balón y piense en separar una a una cada vértebra del tapete, usando los abdominales y no los brazos para levantar las piernas sobre la cabeza. No lleve su peso tan atrás, para que no presione el cuello. Cuide que la cabeza esté alineada con la espina; si es necesario, coloque un cojín bajo las caderas para ayudarse.

Propósito Fortalecer los abdominales y aumentar la flexibilidad en la espalda baja y los *hamstrings*.

Advertencias •No separe los brazos del piso y evite usar las manos para ayudarse a llevar las piernas arriba de la cabeza; use los abdominales. •Mantenga la conexión ombligo-a-espina. •Conserve la cabeza alineada con la espina y no lleve su peso demasiado lejos atrás, hacia el cuello.

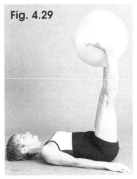

Fig. 4.29

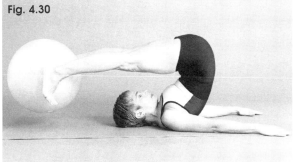

Fig. 4.30

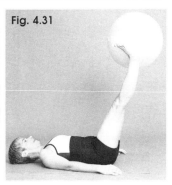

Fig. 4.31

posición inicial

1. Recuéstese de espalda con los brazos al lado, con las palmas en el tapete.
2. Recoja el balón con sus tobillos y llévelo hacia arriba, doble las rodillas y extienda las piernas hacia el techo a 90º del piso (fig. 4.29).

movimiento

1. Inhale para preparar.
2. Exhale para separar las piernas del tapete, mientras las extiende sobre la cabeza.
3. Inhale para tocar el piso con el balón y luego levantar las piernas a una posición paralela al piso (fig. 4.30).

4. Exhale para rodar a través de la espina, una vértebra a la vez.
5. Baje más el balón, hasta un ángulo en el cual le sea posible mantener su espalda baja en el tapete (fig. 4.31).
6. Repita cinco veces.

Si los ejercicios de *Pilates con balón* son decisivos para la salud de su espalda, del mismo modo lo son las extensiones. Los ejercicios de extensión, detallados en el siguiente capítulo, complementan los ejercicios de abdominales, al abrir la espina y crear un espacio entre las vértebras. Las extensiones con el balón también desafían los largos músculos superficiales del tronco y piernas, y además a los músculos pequeños cercanos a la espina. Una buena condición de la espalda no significa una espina rígida; las extensiones estimulan tanto la flexibilidad de la espina como la fuerza.

5

Las extensiones

Un domingo normal: mi historia

Es un domingo normal, un día libre. Me despierto temprano. Mis ojos se abren de golpe y mi mente ya está luchando con ideas, planes, necesidades y deseos. "Calma", me digo a mí misma. Es domingo, pero los caballos salvajes no pueden hacer que me esté quieta. De hecho, es debido a su frenética oleada que salto de la cama, jalo mi ropa y me pego en el codo con la orilla del tocador, casi sin registrar el dolor. Uno de mis pensamientos es mi jardín trasero. Es el final del invierno, la tierra está congelada bajo quince centímetros de nieve, pero quiero, *tengo* que salir. Me pongo las botas y jalo mi abrigo. Son las 8 de la mañana, mi día libre, y ya me encuentro en mi carrera contra el tiempo.

Con fuertes pisadas tomo medidas por el jardín, demasiado rápido para ser exacta. Regreso a la casa, hago café y tengo un eufórico pensamiento nuevo. Necesito una regla de dibujo y abro el cajón de los trastos viejos para buscarla. El cajón es un desastre. Impulsivamente saco todo, determinada a arreglarlo. El martillo y la lata de pintura abierta pertenecen al sótano. Mientras los llevo, recuerdo que la pared de la cocina necesita pintura. Lo podría hacer hoy; estoy llena de energía. ¿Por qué no voy a la tienda de pinturas, meto una lata de un cuarto en mi mochila y regreso con ella a la espalda?

Mientras tanto, ¿para qué bajé las escaleras? Subo las escaleras a saltos, pensando, eso es: lo que quiero es una cerca de setos y no de alambre, y me pongo las botas para salir a medir nuevamente. Una vez en el jardín, de pronto recuerdo que necesito poner más piedras para completar el camino que empecé el otoño pasado. Me lanzo al cobertizo medio volando: de verdad, casi no me puedo mantener en pie. Abro de golpe la puerta. Arranco la pala y me paro en seco. Estoy furiosa: ¡la tierra está helada!

¿Es que esta obsesiva danza suena como el principio de un ataque de nervios? ¿De verdad creo que puedo volar? Mi doctor sugiere *Ritalin* para hacer que mi cuerpo y mente descansen. Pero siempre lo he rehusado. Como una vez me dijo un amigo ¿para qué tomar drogas, cuando puedes girar por la vida seis pasos delante de cualquiera? Afortunadamente he aprendido a usar el ejercicio y la respiración, para tranquilizar mi alocada danza.

Estar balanceado, estar sano

Las extensiones con el balón consisten en estirar el torso, en el equilibrio y el profundo sentimiento de abrir el cuerpo. El balance es lo que necesitamos, cuando nos subimos a una escalera para tomar una lata de sopa de la parte superior del estante o para mantenernos en buen estado, después de blandir un club de golf. También es necesario para combatir la inquietud, el ímpetu y la ansiedad crónicos que son síntomas de nuestro tiempo.

El balance en nuestro mundo físico también se puede transmitir a nuestro universo emocional y espiritual. Esta es la razón por la cual los yoguis enseñan posturas de balance. Practicar aquellas que desafían al equilibrio, nos vuelve a conectar con nuestra paz y fuerza interiores. Cuando intentamos sostener las posturas del "Árbol" y el "Guerrero", no sólo experimentamos un esfuerzo físico, sino que el sentido de balance también tiene un profundo efecto en nuestro bienestar. Nunca antes en nuestras historias lo hemos necesitado más. Mientras nos movemos hacia el nuevo milenio, no hay ningún signo de que las cosas bajen el ritmo del perpetuo movimiento, que no para. Desesperadamente necesitamos dar un rodeo, tomar un camino más lento y restaurar la armonía en nuestras vidas, y eso lo sabemos. En este momento, muchos de nosotros estamos convencidos de que la clave de la salud mental y física es el equilibrio, aquel entre el interior y el exterior, lo visible y lo invisible, el hacer y el no hacer.

También lo necesitamos encontrar entre lo que podemos llevar a cabo y lo que no. Algunas veces nos caemos y, a pesar de lo que nuestros corazones perfeccionistas crean, no podemos controlar todo. Lo inesperado ocurre: la superficie bajo un pie, una que hemos pisado muchas veces antes, de repente cede. O nos vemos en un accidente de automóvil con nuestras piernas y brazos volando, mientras nos tambaleamos dentro de la estructura fija del marco de acero del auto. Menos mal que la mayoría de las situaciones de la vida, donde perdemos el balance, no son tan traumáticas, ni amenazan nuestras vidas. Sin embargo, nos pueden herir emocionalmente, si permitimos que la humillación por caernos nos afecte.

Conforme vamos envejeciendo, cada vez tenemos más miedo de caernos y, por lo general, evitamos las actividades desafiantes. Entre más las evitemos, nuestras habilidades para equilibrarnos disminuirán. Trabajar con un balón móvil incrementa los riesgos de balance, como pocos métodos de ejercicios pueden hacer. En una sesión de 50 minutos, el balón se resbalará y usted puede rodar hasta caerse. Pero ¿es esto el fin del mundo? Recuerde cómo, cuando era niño, se caía a menudo y era difícil que recordara el dolor físico o la humillación. No se le van a pelar las rodillas o la barbilla al hacer estos ejercicios; por el contrario, mejorarán su coordinación y le enseñarán a hacer, en una

61

fracción de segundo, los ajustes necesarios para evitar la caída. Y si se cae, practicará a hacerlo con seguridad y gracia. Se puede usar el balón a cualquier edad para desarrollar, de forma segura, las habilidades de balance.

Extensión contra flexión

Muchos de nosotros no sólo nos hemos desanimado por los fracasos, exhaustos por el caos de nuestras vidas desequilibradas y estamos temerosos de caernos, pero nos pasamos una cantidad desproporcionada de tiempo encorvando la espina dorsal hacia delante. Tómese un momento para contar cuánto tiempo al día se pasa colapsado frente a una computadora o sobre el volante de su automóvil. Nuestras espinas dorsales —y corazones— han olvidado cómo hacer las flexiones hacia atrás, que hacen los niños. Necesitamos desesperadamente equilibrar la flexión en nuestras vidas y si utilizamos la extensión, el final del cuerpo se convertirá en un comienzo.

En los capítulos anteriores, aprendimos cómo los músculos extensores de la espalda trabajan a lo largo de los abdominales, para crear un centro interior fuerte. Cuando la central abdominal y los músculos de postura están bien entrenados, el cuerpo está listo para las extensiones seguras de la espina dorsal, así como para los fuertes movimientos exteriores de las piernas y brazos. Las extensiones con el balón, no sólo fortalecen la espina dorsal, sino también la parte de atrás de las piernas y brazos. La meta es tener una central abdominal perfectamente derecha y contraída mientras las piernas y brazos se estén moviendo.

Después de cualquier ejercicio de extensión, es importante estirar la columna utilizando flexiones, que son ejercicios que doblan el cuerpo hacia delante. Si con la expansión las extensiones nos vigorizan y fortalecen, las flexiones nos conducen a un lugar interior de calma y serenidad. La flexión libera la espina dorsal, especialmente a los músculos en la espalda baja y, en algunas posiciones, permite a los *hamstrings* relajarse y estirarse. "La concha con balón" o "La concha en el tapete" son espléndidas contraposturas para la extensión.

Los ejercicios de extensión

Las extensiones pueden agravar el dolor de espalda baja, si no se hacen con mucho cuidado. Si sufre de este padecimiento, tiene problemas del nervio ciático o escoliosis, tenga cuidado y mantenga el movimiento muy pequeños.

Revisemos las reglas para extender la espina dorsal.

- Alargue lentamente. No se arquee, al principio puede ser que sólo se pueda levantar unos centímetros.
- No olvide la conexión ombligo-a-espina y jale los abdominales hacia arriba, a la espina dorsal.
- No acorte el cuello en lo alto del movimiento. Mantenga la cabeza alineada

con la mirada hacia delante o en el tapete, dependiendo de la posición del cuerpo.

- Alargue la columna cuando baje, no se deje caer.
- Estire la espina dorsal después de la flexión.

El cisne

La importancia del "Cisne" estriba en el alargamiento, no en arquear la columna vertebral, y el balón permite una variedad más amplia de movimientos que el tapete. Quienes sufren de dolor de espalda baja, deben de mantener este movimiento muy pequeño. Asegúrese que sus abdominales estén trabajando para soportar la espalda baja. El movimiento 1 le ayuda a practicar a levantar el ombligo hacia arriba y a la espina dorsal. Verifique cómo al exhalar, los músculos abdominales se comprometen de forma natural.

Propósito Extender la espina dorsal. Revisar la conexión ombligo-a-espina.

Advertencia •Mantenga los omóplatos deslizados hacia abajo. •Conserve la nuca alargada. •Tenga los codos lo más pegados posible al cuerpo. •La parte trasera de las piernas debe permanecer estirada en todo momento. •Ponga los dedos de los pies en el piso, para tener balance.

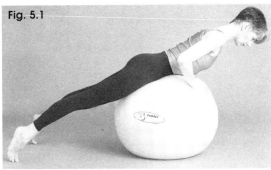

Fig. 5.1

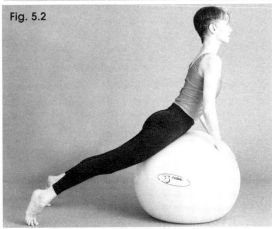

Fig. 5.2

posición inicial

1. Arrodíllese atrás del balón.
2. Suba al balón y deje caer el peso de la pelvis en él.
3. Ponga los dedos de los pies en el piso y asegúrese de tener las piernas rectas, sólo un poco más separadas del ancho de los hombros.
4. Coloque los dedos índice y pulgar en una forma de diamante en la parte superior del balón.

movimiento 1

1. Ponga los dedos de los pies en el suelo y levante la cabeza sólo un poco más de la posición horizontal, para que haya una línea larga desde la coronilla hasta los pies. La mirada está en el piso (fig. 5.1).
2. Inhale para deslizar los omóplatos hacia abajo, manteniendo el torso paralelo al piso.
3. Exhale para levantar el ombligo arriba y abajo del balón.
4. Inhale para dejar caer el ombligo.
5. Exhale para levantar el ombligo.
6. Repita cinco veces.

movimiento 2

1. Empiece con las manos y parte superior del cuerpo, sólo un poco más arriba de la posición horizontal al piso.
2. Inhale para deslizar los omóplatos hacia abajo. Tense los músculos abdominales. La mirada está en el piso (fig. 5.1).
3. Exhale para levantar lentamente la parte superior del cuerpo, presionando las caderas al balón (fig 5.2).
4. Inhale al estar en lo alto del balón.
5. Exhale para regresar a la posición inicial.
6. Repita de cuatro a seis veces.

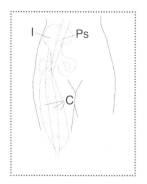

anatomía con el balón: los músculos de las piernas

Los flexores de la cadera, el psoas y el iliaco, son algunos de los músculos más largos del cuerpo. El psoas se origina en la espina dorsal baja y cruza por enfrente de la pelvis, para insertarse en la parte superior del fémur. El psoas es el flexor de la cadera más grande del cuerpo. El iliaco comienza en el borde de la pelvis; es un importante músculo profundo que ayuda a soportar y a estabilizar la pelvis.

Los cuadriceps son músculos macizos de la parte frontal de las piernas, que consisten en cuatro músculos separados que fortalecen la pierna y estabilizan la rodilla. Son los músculos más fuertes del cuerpo.

El clavado del cisne

La siguiente extensión es más avanzada que el "Cisne" original, pero beneficiará a todo el cuerpo si usted está listo. Evite el movimiento 2 si siente dolor en la espalda baja; en su lugar coloque las manos en el balón (movimiento 1) y mantenga las rodillas dobladas todo el tiempo, para quitar la presión de la espalda baja. Recuerde trabajar a su propio ritmo; no tiene que verse como las fotografías de este libro. Jale hacia arriba los abdominales, respire profundamente y deje que su energía se eleve.

Propósito Fortalecer los músculos traseros y la parte de atrás de las piernas.

Advertencias •Si tiene dolor en la espalda baja, mantenga las rodillas dobladas durante todo el ejercicio y apéguese al movimiento 1. •No arquee de más el cuello. Mantenga la nuca larga y abierta. •Conserve los abdominales conectados, los omóplatos deslizados hacia abajo durante todo el movimiento.

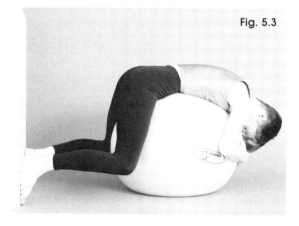

Fig. 5.3

posición inicial

Relaje el cuerpo sobre la parte frontal del balón. Las piernas están dobladas y hacia atrás. El dorso del empeine está contra la pared, en la posición de rana, los talones, uno enfrente del otro y con los dedos de los pies separados (fig. 5.3). Los talones pueden estar separados, pero tenga cuidado de mantener los dedos de los pies alineados con las rodillas.

movimiento 1: preparación del clavado de cisne

1. Inhale para alargar desde la coronilla, las manos descansan en el balón (fig. 5.4). Esta es la posición de clavado. La parte de atrás de las piernas debe estar ahora muy derecho.
2. Exhale para doblar las rodillas y levantar el pecho hacia el cielo, con las manos en el balón (fig. 5.5). La pelvis se empujará al balón y el peso del cuerpo impedirá que éste ruede bajo usted.
3. Inhale para alargar la columna vertebral en la posición de clavado, enderezando las piernas; las manos están en el balón (fig. 5.4).
4. Exhale para doblar las rodillas y levantar el pecho hacia el techo (fig. 5.5).
5. Inhale para alargar la espina dorsal en la posición de clavado, enderezando las piernas (fig. 5.4).
6. Exhale para doblar las rodillas y relajar el cuerpo sobre el balón, hacia la posición inicial (fig. 5.3).
7. Repetir esta secuencia dos o tres veces.

movimiento 2: clavado del cisne completo — intermedio

1. Evite este movimiento si padece de dolor de espalda baja. Inhale para alargar la espina dorsal, cuando estire los brazos extendidos hacia arriba de la cabeza, deben tener entre sí una distancia igual a la de los hombros y las palmas estarán hacia abajo (fig. 5.6). Esta es la posición de clavado. Ahora las piernas, en su parte posterior, deberán estar muy derechos.
2. Exhale para doblar las rodillas y levantar el pecho hacia arriba, abriendo los brazos (fig. 5.7).

3. Inhale para estirar la espina en la posición de clavado, enderezando las piernas (fig. 5.6).
4. Exhale para doblar las rodillas y levantar el pecho hacia arriba, abriendo los brazos (fig. 5.7).
5. Inhale para alargar la espina en la posición de clavado, extendiendo las piernas (fig. 5.6).
6. Exhale para doblar las rodillas y relajar el cuerpo sobre el balón hacia la posición inicial (fig. 5.3).
7. Repetir esta secuencia dos veces.

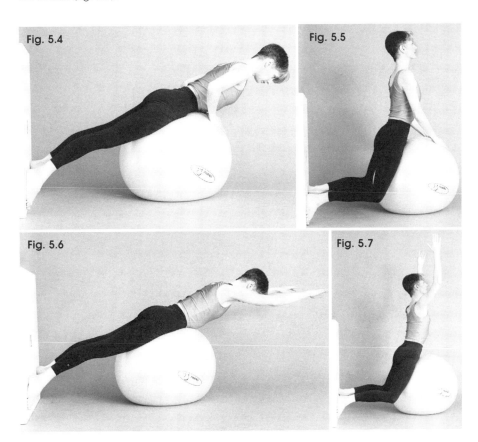

Fig. 5.4

Fig. 5.5

Fig. 5.6

Fig. 5.7

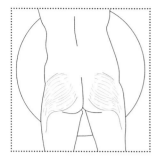

anatomía con el balón: más músculos de la pierna

Los músculos de la cadera posterior son los glúteos. Son los músculos de las nalgas, que trabajan junto con los músculos rotatorios de cadera externos, para crear el movimiento de las articulaciones de la cadera y estabilizar la pelvis mientras se camina o se mueven las piernas.

El glúteo mayor (ilustrado arriba) es el gran músculo carnoso de las nalgas. Es el mayor extensor de la cadera y hace rotar la pierna hacia afuera. El glúteo mediano se origina desde el lado superior del borde de la pelvis y corre hacia abajo, al lado superior del fémur. Produce abducción en la cadera (la mueve fuera del cuerpo en el plano frontal). El glúteo menor es un músculo pequeño que está justo enfrente del mediano. Produce abducción en el muslo y hace rotar la pierna hacia adentro.

La concha con el balón

Después de los "Cisnes", necesita relajar la espalda baja. Recuerde comenzar el movimiento con los abdominales. Si teme rodar en el balón al principio, haga "La concha" en el tapete (ver capítulo 8). Si se siente cómodo haciendo "La concha con balón", puede realizar el ejercicio más desafiante, introduciendo el elemento de la velocidad. Con movimientos precisos y rápidos exhale en "La concha" e inhale en "La tabla".

Propósito Estirar la espina dorsal después de la extensión. Practicar el balance y la coordinación.

Advertencias •Evitar "La concha con balón" si tiene las rodillas lesionadas. •Asegúrese que en cada vez el balón esté directamente enfrente de las rodillas (posición de "Tabla") si no, usted no podrá estar en la correcta posición cuando ruede en "La concha".

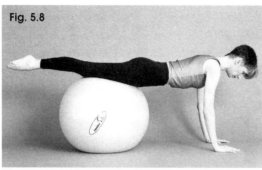

Fig. 5.8

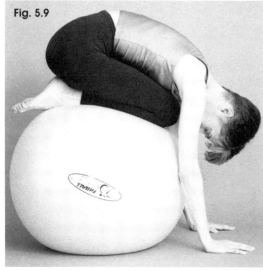

Fig. 5.9

posición inicial

1. Arrodíllese frente al balón.
2. Póngase a gatas sobre el balón y camine para que las manos estén directamente bajo los hombros y el balón enfrente de las rodillas (posición de "Tabla") (fig. 5.8).
3. Junte los muslos apretados y mantenga los lados de las rodillas en contacto.

movimiento

1. Inhale para alargar a través de la espina dorsal.
2. Exhale para doblar las rodillas y caderas, y deje que el balón ruede bajo usted, sin mover las manos del lugar donde están sobre el tapete (fig. 5.9).
3. Inhale mientras permanece en "La concha".
4. Exhale para rodar hacia la posición de "Tabla", asegurándose que el balón esté justo enfrente de las rodillas.
5. Repita tres o cuatro veces. Durante la última repetición permanezca en "La concha" por unas respiraciones.

Más extensiones

Estos son ejercicios de torso, muy desafiantes, que fortalecen los glúteos y los *hamstrings*, dan forma a las piernas, tono a los abdominales, así como fuerza a los brazos y a las muñecas. Usted trabaja todo el torso, mientras que el centro de gravedad cambia constantemente.

Propósito Fortalecer los glúteos, los *hamstrings*, los abdominales y los músculos extensores traseros.

Advertencias •No arquee demasiado la espalda baja. •Asegúrese que el cuerpo está balanceado hacia delante y permanece en una forma de arco. •Distribuya el peso equitativamente entre las manos. •No permita que los abdominales o las caderas caigan. •Baje la cabeza entre los brazos, pero manténgala alineada con la espina dorsal y alargue la nuca.

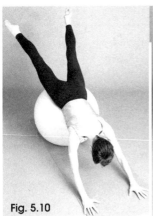

Fig. 5.10

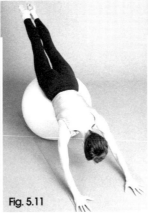

Fig. 5.11

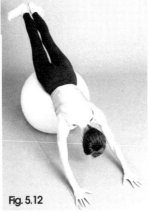

Fig. 5.12

posición inicial

1. Arrodíllese frente el balón.
2. Póngase a gatas sobre el balón y camine para que las manos estén directamente debajo de los hombros y el balón ruede por debajo del cuerpo hacia los muslos (ver fig. 5.8).
3. Sin mover las manos, incline el cuerpo hacia delante, doblando los codos un poco y levantando los pies. El balón rodará bajo la pelvis para soportar el cuerpo. (Ver el "Saltamontes" en la página 68, fig. 5.14).

movimiento 1: abrir y cerrar las piernas

1. Inhale para abrir las piernas, con una separación igual a la distancia entre los hombros (fig. 5.10).
2. Exhale para juntar las piernas apretadas, conservando el cuerpo en una forma larga de arco (fig. 5.11).
3. Inhale para abrir las piernas. Exhale para juntar las piernas apretadas.
4. Repita ocho veces, manteniendo las piernas muy derechos.

movimiento 2: golpecitos

1. Sin dejar de tener los dedos de los pies en punta, inhale para golpear los dedos de un pie con los del otro, tres veces conservando las piernas derechos (fig. 5.11).
2. Exhale para golpear de la misma manera los talones, tres veces. Mantenga los pies flexionados y las piernas derechos (fig. 5.12).
3. Inhale. Inhale. Inhale. (Dedo. Dedo. Dedo.)
4. Exhale. Exhale. Exhale. (Talón. Talón. Talón).
5. Repita seis veces.

El saltamontes

Igual que muchos ejercicios de extensión, "El saltamontes" también es una adaptación del "Barril de escalera Pilates", que es un barril alto usado en un estudio de Pilates, para fortalecer y estirar la espina dorsal, además de desarrollar los brazos y las piernas. "El saltamontes" es un ejercicio desafiante para utilizar la fuerza corporal, el balance y la coordinación. Recuerde: la meta de todas estas extensiones es estabilizar el cuerpo en su centro, mientras mueve las extremidades exteriores. Después, recuerde estirar la espina dorsal.

Propósito Coordinar la respiración y el movimiento. Fortalecer los glúteos, los *hamstrings*, los abdominales y los músculos extensores traseros.

Advertencias •Trate de impedir que la parte superior de las piernas caiga cuando cruce los tobillos. •Levante el ombligo hacia la espina dorsal para proteger la espalda baja. •Mantenga los omóplatos deslizados hacia abajo. •No permita que las piernas se separen más de la distancia que hay entre los hombros.

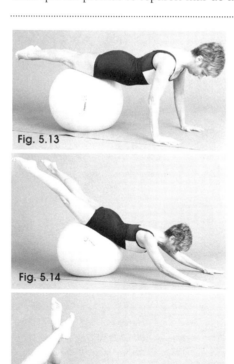

Fig. 5.13

Fig. 5.14

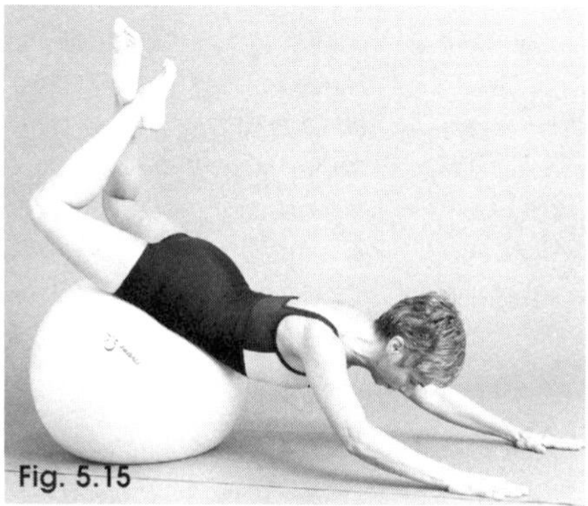

Fig. 5.15

posición inicial

Póngase a gatas sobre el balón y camine hasta que las manos queden directamente debajo de los hombros y los muslos descansen en el balón (la posición de "Tabla") (ver fig. 5.13).

movimiento — intermedio

1. Inhale para deslizar los omóplatos hacia abajo, quedándose en la posición de "Tabla".

2. Al exhalar, sin mover las manos, lance el cuerpo hacia delante en una forma de arco alargado, doblando un poco los codos y levantando y separando las piernas, hasta una distancia igual a la de los hombros (fig. 5.14). El balón rodará bajo la pelvis para soportar el cuerpo.

3. Inhale para cruzar o golpear un pie en la parte superior del otro, tres veces, manteniendo las rodillas lo más alto que pueda. Inhalar, golpear. Inhalar, golpear. Inhalar, golpear (fig. 5.15).

4. Exhale, aún en la misma posición, para extender las piernas hacia arriba y atrás, a la distancia entre los hombros (fig. 5.14).

5. Inhale para regresar a la posición inicial (tabla).

6. Repita tres veces.

7. Para terminar, camine para atrás con las manos hacia el balón y relájese sobre él.

Las extensiones están diseñadas para expandir el cuerpo, estirar y alinear la espina dorsal y facilitar la respiración. Las extensiones con el balón tienen la ventaja adicional de dar tono y fuerza a las piernas y glúteos, mientras que construyen un centro fuerte y equilibrado desde el exterior.

En el próximo capítulo aislará los músculos de brazos, hombros, pies, pantorrillas y piernas, además de trabajar las extremidades exteriores. Controlar los músculos superficiales exteriores, sólo puede ser efectivo cuando los músculos interiores están bien entrenados. Ahora usted puede probar el principio de entrenamiento de adentro hacia fuera, mientras transfiere movimiento y poder a los músculos exteriores de los brazos y piernas.

6

Pilates con balón
trabajo de brazos y pies

La historia de Jenny

Jenny se inclina cada vez más profundamente en el volante de su automóvil. *Rápida, más rápida, la más rápida* ronronea el limpiador del parabrisas, mientras ella corre al estacionamiento del gimnasio. ¿Por qué corre? Lo odia o, mejor aún, me dice que no está convencida de que el ejercicio que hace ahí la ayude en realidad.

Cuando Jenny me telefoneó por primera vez, le pedí que me describiera su entrenamiento normal. Se desploma en un tapete, hace de veinte a veinticinco abdominales obligatorios y unos pocos estiramientos. Desde su visión periférica, ve la sección de pesas en la esquina del salón y se siente culpable porque su médico le prescribió ejercicios con pesas, para contrarrestar la osteoporosis que corre por su familia, pero nunca ha puesto un pie en esa parte del gimnasio. Ella se ve a sí misma delgada, pulcra y femenina, y poner una de esas barras de acero, sin duda grasientas, en sus manos bien arregladas, va en contra de toda la imagen que tiene de ella misma. Un amigo la animó para que mejor probara los aparatos de pesas. Encontré a los aparatos fríos e impersonales —me dijo— Y los músculos del pecho y brazos me dolían tanto al día siguiente, que casi no pude conducir. No quería sentir dolor ni tener músculos voluminosos. Aún peor, en algún lugar leyó que los músculos se convierten en horrible grasa, en el momento en que se deja de entrenar con pesas.

Le aseguré que no desarrollaría músculos grandes ni que se convertirían en grasa como se lo imaginaba. Entusiasmada, le comenté que el trabajo de brazos de Pilates es único y maravilloso. Construye músculos largos y delgados sin someter a demasiada tensión ni sudar. Tomó mi entusiasmo con escepticismo y por meses no supe nada de ella.

Cuando finalmente se unió a una clase, lo hizo como resultado de un viaje de negocios muy difícil. Primero, en la fila para registrar su equipaje tuvo problemas con su maleta, totalmente llena de muestras y paquetes de prensa. Tuvo que mover la bolsa, a patadas, con la hercúlea fuerza de las piernas, hasta que pudo localizar un carrito, porque apenas podía levantarla. Cuando entró al avión, buscó desesperadamente un hombre que le ayudara a subir su maleta al compartimiento superior. Nadie la ayudó, se pasó todo el vuelo con la atiborrada maleta, pesada y difícil de manejar, debajo del asiento al frente de ella. Aquí estaba, con cuarenta y cinco años y sintiéndose una inválida. Eso fue todo —me dijo— Si no es demasiado tarde para cambiar a algo más fuerte, ¿qué estoy esperando?

La debilidad física es una responsabilidad

En el mundo actual, de discos desviados y lesiones relacionadas con la computadora y el trabajo, es injusto (e irreal) que una mujer espere que un hombre o alguien más lleve su carga. La debilidad física es una responsabilidad a cualquier edad. Si somos fuertes podemos hacer mejor millones de cosas. Para las mujeres mayores, fuerza equivale a independencia. Las tareas se vuelven más manejables, podemos salir y entrar de los autos, levantar las provisiones por arriba de la cabeza y cargar a los nietos pequeños. Para las mujeres jóvenes y de mediana edad, jalar su propio peso, ayuda a protegerse contra las presiones relacionadas con el trabajo. Da confianza, también.

A menudo existen obstáculos psicológicos, que impiden que las mujeres hagan entrenamientos de fuerza, aunque, en los últimos años, estas barreras se están rompiendo. Cuando trabajo con estudiantes como Jenny, que está muy renuente a probar este tipo de entrenamiento, me parece esencial encarar su oposición y preocupaciones antes de comprometerla a usar las pesas, aun las pequeñas. Para algunas mujeres es una cuestión de estética: ¿quieren un brazo musculoso o no? Otras necesitan trabajar contra la basura emocional de crecer como un miembro del "sexo débil", y esto toma tiempo. Jan Todd describe cómo la debilidad física puede conducir a la falta de confianza en otras partes de la vida. En la edición noviembre/diciembre 1999 de *Health*, aparece la entrevista que una reportera le hizo a Todd, una historiadora y mujer-fuerte, donde dice. "Veo a amigas que a sus cuarenta años se han alejado de la vida, sin intentar cosas", y agregó "El lado físico de mi vida me enseñó a no tener miedo".

Aunque ella no pueda, como Todd, terminar en el Libro Guinness de Records Mundiales como la mujer más fuerte del mundo, la actitud y entusiasmo de una entrenadora por las pesas, puede ser contagioso e influenciar muchísimo a sus estudiantes. El trabajo de brazos de *Pilates con balón*, es una manera estupenda para introducir a las mujeres a las pesas, así como ayudar a las que ya las están usando, a agregar variedad y *significado* a su entrenamiento. *Significado* es también el motivo por el cual este trabajo de brazos es igualmente útil para los hombres.

De adentro a afuera: beneficios para Hombres y mujeres

El entrenamiento tradicional de pesas, usualmente trabaja desde afuera hacia adentro, aislando y desarrollando los largos músculos periféricos superficiales de brazos y piernas, a menudo en deterioro de los hombros, la parte superior del cuerpo, la cadera y la flexibilidad de las piernas. Pero trabajar de adentro a afuera es más seguro y mantiene los músculos equilibrados. Los músculos profundos de postura y la musculatura de la central de fuerza, construyen un centro fuerte para soportar eficazmente los músculos exteriores. La teoría de adentro a afuera enseña a los hombres y mujeres cómo utilizar todo su cuerpo y conectarse con su centro, para ayudar a prevenir el dolor de espalda baja y posibles lesiones.

El trabajo de brazos y pies de *Pilates con balón* es un entrenamiento funcional y no simplemente un levantamiento de pesas. Esto significa que los ejercicios se relacionan directamente con las actividades que usted realiza en su vida diaria, tales como subir y bajar escaleras, tomar una lata de sopa de la alacena o sentarse y pararse en sillas. Aunque parece que estamos aislando los músculos como en un programa tradicional de pesas, este trabajo de brazos y pies le ayuda a concentrarse en el movimiento como un todo. Sentarse derecho en el balón, pararse en los pies, presionando el balón contra la pared o usar el balón como un banco de pesas es cómodo; son formas eficientes para entrenar el cuerpo como una unidad, sin aislar, abusar o aumentar los músculos simplemente.

Resistencia = entrenamiento de huesos

En lo que se refiere a la salud de sus huesos y músculos, hay buenas y malas noticias. Desdichadamente, a no ser que los músculos sean desafiados, el cuerpo romperá el tejido muscular y perderá fuerza y densidad ósea al ir envejeciendo. ¡Este proceso puede empezar tan temprano como a la edad de veintiún años! La buena noticia es que nunca es demasiado tarde para empezar a fortalecer y a dar tono a los músculos. La forma más efectiva de hacerlo es agregando resistencia. Al incorporarla a su entrenamiento, no sólo incrementa la fuerza muscular y la resistencia, sino que también ayuda a estabilizar los músculos en sus articulaciones.

Hacer ejercicio con pesas ligeras dos o tres veces a la semana, construye huesos fuertes y puede ayudar a perder peso. Agregando resistencia aumenta el ritmo metabólico de modo tal, que usted sigue quemando calorías tiempo después de dejar su balón o las pesas. El entrenamiento de resistencia también ayuda a combatir la osteoporosis, la silenciosa enfermedad roba-huesos que afecta mayormente a las mujeres. Investigaciones recientes sostienen que el entrenamiento de resistencia puede empezar a cualquier edad, aun a los ochenta o más y ser altamente efectivo.

Otro incentivo para realizar el trabajo con pesas es la definición de los músculos. A no ser que mujeres y hombres hagan pesas, con la edad perderán tono muscular rápidamente. Lo maravilloso del trabajo de brazos de Pilates, es que no importa qué tan fuera de forma usted esté, pronto verá resultados. Aquí sólo usamos pesas de medio o un kilo. Las pesas pequeñas son más fáciles de controlar y construyen músculos largos y delgados, obsesión por la que bailarines y estrellas de cine son famosos.

Estudios recientes también documentan los beneficios del entrenamiento de resistencia, en las personas con problemas de corazón y de salud. Un estudio encontró que mujeres fuera de forma, que empezaron un entrenamiento con pesas tres veces a la semana, disminuyeron los niveles de colesterol de la sangre en casi un 10 por ciento. Una encuesta de la Asociación Americana de Salud, publicada en la revista *Circulation*, encontró que el levantamiento de pesas es muy útil para reducir la presión arterial y la grasa del cuerpo y mejorar el metabolismo de la glucosa y la función cardiovascular. "El entrenamiento de resistencia ofrece beneficios significativos a la salud y a la condición física, más allá que sólo recortar y dar forma a los músculos", dijo el Dr. Barry A. Franklin, un autor del estudio. El levantamiento de pesas, dijo, puede beneficiar a algunos pacientes que han tenido ataques de corazón porque "si los músculos están fuertes, la respuesta del ritmo cardiaco y presión arterial de una persona será más bajo, creando menos demanda en el corazón cuando cargue algo".

El mismo Joseph Pilates diseñó piezas de equipo específicas, máquinas con poleas y resortes, para agregar resistencia al trabajo en el tapete. La mayoría de los ejercicios de trabajo de brazos y pies que he seleccionado para este capítulo, están adaptados de las piezas de equipo que se encuentran en la mayoría de los estudios Pilates. Las pesas y su balón son dos formas prácticas y confortables de agregar resistencia.

Precisión y ritmo

En *Pilates con balón* estamos entrenando a los músculos para mover las extremidades a través del espacio, con precisión y economía. Estamos luchando por la exactitud de movimiento, el que iguala la economía del mismo. No queremos más movimiento que el necesario, ni presión no deseada.

Ya que muchas cosas pueden ir mal cuando se para en los pies y soporta su peso, puede desear verse en el espejo cuando se aproxima al trabajo de pies. Mantenga un ritmo parejo mientras pasa por las diversas posiciones de pies; el propósito es construir la resistencia, sin desarrollar en exceso un área determinada. Las flexiones exageradas de rodilla o ponerse en cuclillas profundas, provocarán estrés a las articulaciones y agravará la mala alineación de pies, tobillos y rodillas. En lugar de eso, intente movimientos controlados más pequeños, donde su objetivo sea trabajar los músculos pequeños que rodean las rodillas, así como fortalecer los largos cuadriceps y los músculos internos y externos de los muslos. Nos forzamos durante media docena de movimientos precisos, en lugar de hacer dos docenas de unos descuidados o entrecortados.

Aunque hay periodos de descanso o aspiraciones durante otras partes del entrenamiento, con este trabajo de brazos y pies, a diferencia del tradicional de pesas, no necesitamos descansar entre las series. Un ritmo continuo,

¿por qué no siento dolor después del trabajo de brazos Pilates?

El principio del entrenamiento tradicional de pesas, es usar unas pesadas para sobrecargar los músculos, al trabajarlos hasta la fatiga. Después, el dolor se puede sentir en los músculos largos cuando se recuperan.

En el trabajo de brazos Pilates, el objetivo no es aislar un músculo hasta cansarlo. Recuerde: sólo usamos pesas (mancuernas) de medio a un kilo. Éstas no rompen el tejido del músculo ni provocan estrés en las articulaciones. La posición en la que se encuentra el brazo cuando usted levanta estas pesas y el hecho de que está moviendo los brazos por diferentes planos, contribuye a la efectividad del movimiento.

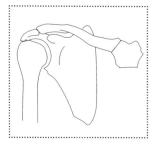

anatomía con el balón: el hombro

El cinturón del hombro es una estructura compleja y sumamente móvil. En la parte posterior están los omóplatos y en la anterior la clavícula. Note que los primeros están pegados al tronco sólo en un lugar: donde la clavícula se encuentra con el esternón. Este es el motivo por el cual hay tanto movimiento en las articulaciones del hombro y por lo que se pueden hacer movimientos aislados de brazos.

Las articulaciones del hombro están mucho más expuestas que las de la cadera; por lo tanto la dislocación de aquel es mucho más frecuente. Estas articulaciones se mueven como una esfera—cavidad, así como una bisagra. Observe también que el brazo superior (húmero) y el antebrazo (radio y cúbito) se mueven libremente, como lo hacen las manos y los dedos.

apoyado por una buena técnica, fatiga y da tono a los músculos y construye resistencia sin presión.

El trabajo de brazos

Sentarse en el balón mientras realiza el trabajo de brazos, es especialmente útil para quienes tienen tensas las caderas y la espalda baja. El balón le permitirá sentarse derecho y manejar el balón con eficacia. Trate de impedir que las costillas sobresalgan o "salten"; suavícelas pensando en su conexión con los abdominales y llenando la caja torácica posterior de aire.

Cuando realice los ejercicios, fíjese que la espalda baja esté en la pelvis neutral, ni totalmente aplanada ni en una curva exagerada. Un espejo le puede ayudar a resolver esta situación. Algunas veces, el simple acto de meter el ombligo hacia la espina, colocará la pelvis en posición neutral.

Antes de agregar las pesas, haga primero los ejercicios de brazos, para estar seguro de que tiene una buena alineación y técnica. ¿Están sus hombros rodando hacia atrás? ¿Su clavícula está elevada a un lado? ¿Está derecho su cabeza? Recuerde que la cabeza es pesada y debe estar soportada estructuralmente y no olvide la conexión abdominal cada vez que se mueva, aun cuando no esté con su balón o pesas, porque una central fuerte protegerá su espalda al levantar objetos pesados.

Empiece con pesas de medio kilo y cuando pueda dominar una buena alineación y técnica con las pequeñas, siga con unas de un kilo. Estas últimas crean brazos fuertes y bien desarrollados, pero no ligeros ni flexibles. Las pequeñas ayudan a enfocarse en la técnica, la postura y la respiración, sin presionar al cuerpo.

Trate de mantener los omóplatos o escápulas, deslizados hacia abajo, por la espalda, durante el trabajo de brazos. Este movimiento hacia abajo debería suceder sin forzar los omóplatos hacia abajo o apretarlos uno al otro. Si estos no se encuentran estabilizados, los pequeños músculos de rotación del hombro están presionados.

No flote simplemente los brazos en el espacio. Pruebe y agregue resistencia a las pesas pequeñas. Imagine que está moviendo 10 kilos de peso por el espacio, en lugar de sólo medio kilo. Mari Winsor se refiere a esto en *The Pilates Powerhouse*, como mover el cuerpo a través de cemento mojado: "El cemento le impide moverse rápidamente. Debido a que no puede lanzar las extremidades, se debe concertar de verdad en cómo llevar el cuerpo del punto A al B". Agregar cierta tensión dentro de los músculos mientras mueve las extremidades, (con o sin mancuernas) es muy efectivo y una forma segura de construir fuerza sin poner estrés en tendones o en las articulaciones.

El usar pesas ligeras también le da el tiempo y la oportunidad de expandir totalmente los músculos y tener un contacto absoluto con ellos. Usted está trabajando los músculos de forma concéntrica al contraerlos y acortarlos, y de forma excéntrica cuando los extiende y expande, y los dos lados del movimiento requieren de igual atención.

Trabaje lenta y suavemente a través de la total variedad de movimientos. Concéntrese en el músculo que intenta ejercitar. Trabaje en una alineación saludable. No olvide respirar. (texto margen derecho pag. 75)

Abrazar un árbol

Si está encorvado no haga *Abrazar un árbol*. Los hombros echados hacia delante, indican que la parte superior del hueso del brazo rueda hacia adentro y que los músculos del pecho -o pectorales-, están cortos y tensos. El siguiente ejercicio, *Abrir los hombros*, estirará los pectorales. Otra manera muy efectiva de alargarlos es recostarse de espalda en su balón, en el "Tablero" con los brazos abiertos en forma de T (ver capítulo 8). Permita que sus pequeñas pesas abran el cuerpo. Si está encorvado, es útil estirar la espalda media y los músculos trapecios bajos de la espalda. La mayoría de los siguientes ejercicios lo hacen.

Propósito Estirar los músculos pectorales. Dar tono a los músculos de los brazos.

Advertencia •Mantenga derecho toda la espina dorsal, con la mirada hacia delante y no en el piso. •Conserve los omóplatos deslizados hacia abajo de la espalda. •Impida que los brazos se abran demasiado a los lados y no permita que la caja torácica se salte. •Asegúrese que los codos estén levantados. •Mantenga la conexión abdominal.

colocación de la caja torácica

La colocación de la caja torácica es una parte decisiva de la correcta alineación. Le es muy fácil expandirse o "saltarse" cuando se levantan los brazos y se realiza el trabajo de los mismos. Intente impedir que se levante hacia delante o que se caiga. En lugar de eso, permita que las costillas se suavicen en los abdominales, mientras permanecen muy derechas a través de la espina.

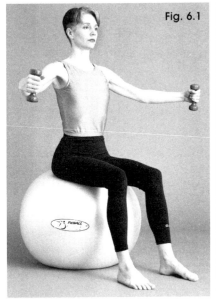
Fig. 6.1

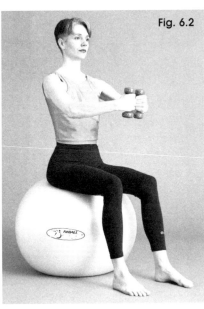
Fig. 6.2

posición inicial

1. Siéntese en el centro del balón, con las rodillas sobre los tobillos, las piernas sólo un poco más separadas de la distancia entre las caderas y los pies paralelos.
2. Jale el ombligo hacia arriba y atrás de la espina dorsal.

movimiento

1. Inhale para abrir los brazos a los lados. Mantenga las manos en su visión periférica (fig. 6.1).
2. Exhale para poner los brazos juntos en un círculo, como si estuvieran alrededor de un árbol grueso. Trate de mantener los hombros hacia atrás y no les permita encorvarse hacia delante (fig. 6.2).
3. Inhale para abrir los brazos a los lados.
4. Exhale para formar un círculo con los brazos a la altura del corazón.
5. Repita de seis a ocho veces.

Abrir los hombros y giros de bíceps

Las pesas pequeñas le darán fuerza, pero no pondrán estrés en las articulaciones. Recuerde: ombligo-a-espina. Intente mantener el cuerpo derecho y realice los movimientos sin mover la cabeza.

Propósito Movimiento 1 estrecha y fortalece los pectorales. Movimiento 2 fortalece los bíceps.

Advertencias •En los giros de bíceps mantenga los codos rígidos y en el "Tablero". •Los omóplatos están deslizados hacia abajo por la espalda todo el tiempo.

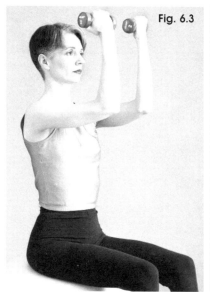 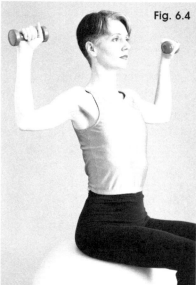 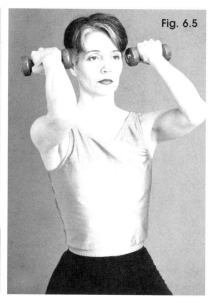

Fig. 6.3   Fig. 6.4   Fig. 6.5

posición inicial

Siéntese en el centro de su balón con las rodillas sobre los tobillos, las piernas sólo un poco más separadas que la distancia entre las caderas y los pies paralelos.

movimiento 1: abrir los hombros

1. Los brazos están doblados y frente a los hombros, los omóplatos deslizados hacia abajo por la espalda (fig. 6.3).
2. Inhale para abrir los brazos a los lados (fig. 6.4).
3. Exhale para regresar.
4. Repita de seis a ocho veces.

movimiento 2: giros de bíceps

1. Coloque los codos en alto, como si estuviera en un tablero con los hombros abajo.
2. Inhale para abrir los brazos hacia el frente.
3. Exhale para llevar las pesas a las orejas (fig. 6.5).
4. Repita de seis a ocho veces.

Saludo

Con este ejercicio usted intentará aislar los tríceps, los cuales se encuentran en la parte trasera del brazo superior. Los omóplatos deben permanecer abajo, mientras los brazos se extienden hacia arriba.

Propósito Fortalecer los tríceps y estabilizar los hombros.

Advertencias •Sostenga los codos en una posición fija, al momento de extender los brazos; deben apuntar un poco hacia fuera. •Evite extender demasiado o cerrar los brazos al estar arriba. •Revise para asegurarse que el cuello está largo y que los hombros están deslizados hacia abajo por la espalda.

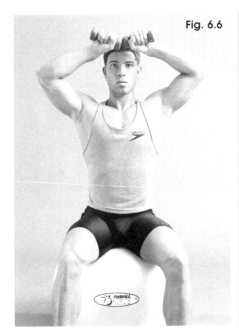
Fig. 6.6

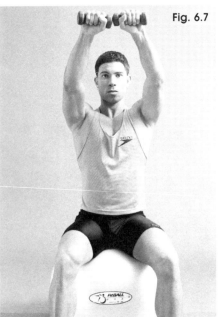
Fig. 6.7

posición inicial

1. Siéntese en el centro de su balón con las rodillas sobre los tobillos, las piernas separadas al ancho de la cadera y los pies paralelos.
2. Levante los brazos hasta la frente (fig. 6.6) o hasta atrás de la cabeza, si puede mantener los omóplatos en su lugar.

movimiento

1. Inhale para preparar.
2. Exhale para extender los brazos estirados hacia arriba, manteniendo las pesas juntas y arriba (fig. 6.7).
3. Inhale para llevar las pesas a la frente. Exhale para extender los brazos.
4. Repita de seis a ocho veces.

El remo

Este ejercicio crea la total movilidad en la esfera-cavidad y también fortalece los deltoides, los pectorales y el *latissimus dorsi*. Es importante estar muy consciente de los omóplatos en todos los ejercicios de brazos; esto le enseña a mantener el movimiento pequeño, para conservar la estabilidad de los hombros.

Propósito Fortalecer los deltoides y crear la movilidad en la esfera-cavidad.

Advertencia •En lugar de llevar las pesas atrás de los hombros, mantenga las manos en su visión periférica.

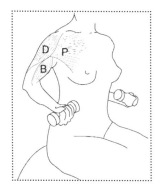

anatomía con el balón: músculos del brazo

El deltoide es un músculo abultado de la parte superior del hombro, que levanta el brazo superior. El *Latissimus dorsi* o *lats* que significa "músculo más amplio de la espalda". Este músculo expande una larga porción de la espalda, unido al final al brazo superior. Los pectorales son los mayores músculos del pecho.

Los bíceps de dos cabezas están enfrente del brazo superior. Cuando este músculo trabaja, el codo se dobla y el antebrazo y la mano se mueven hacia delante del hombro. Los tríceps están en la parte posterior del brazo superior y trabajan para fortalecer el codo.

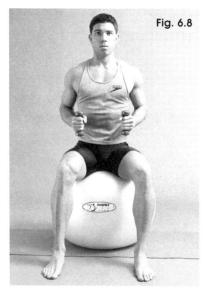

Fig. 6.8

posición inicial

Siéntese en el centro del balón, con las rodillas sobre los tobillos y las piernas con una separación similar al ancho de la cadera, los pies paralelos. Los brazos están doblados a los lados y al nivel de la cintura (fig. 6.8).

movimiento

1. Inhale para extender los brazos hacia delante (fig. 6.9).
2. Exhale para presionar las manos hacia abajo a los lados de las rodillas (fig. 6.10).
3. Inhale para levantar los brazos lo más alto posible, conservando los hombros abajo (fig. 6.11).

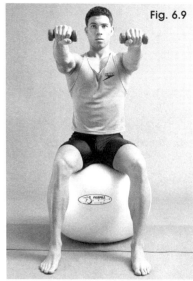

Fig. 6.9

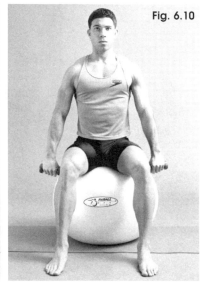

Fig. 6.10

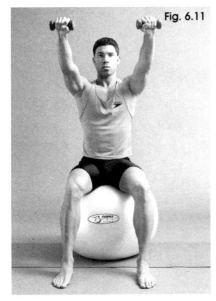

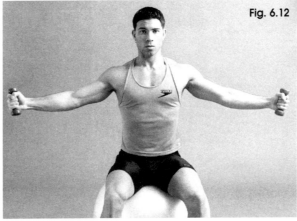

4. Exhale para hacer círculos con los brazos a los lados, manteniendo las manos en su visión periférica (fig. 6.12) y regréselos a la cintura.
5. Repita de seis a ocho veces.

Mariposas y más trabajo de brazos

Si existiera una sensación de hacer ejercicios en una cama de agua, sería ésta. Al recostarse de espalda en su balón conseguirá una total variedad de movimientos, más que en un tapete y más confortables que en un banco de ejercicios. El balón da masaje a su espalda mientras se levanta; sin embargo todo el cuerpo tiene que trabajar para mantener el balance contra la gravedad. Sostenga los abdominales conectados para proteger la espalda baja. Entrene a los omóplatos para caer hacia abajo y lejos de las orejas y a permanecer derechos durante los levantamientos. A diferencia de que con el banco estacionario de entrenamiento de pesas, ninguna parte del cuerpo se puede relajar sobre el balón. Con este ejercicio es posible usar mancuernas un poco más pesadas (de 2.5 a 3.5 Kg) si lo desea, porque la posición del cuerpo y de los brazos, las soportarán.

Propósito El ejercicio *Aislamiento de escápula* calentará los omóplatos y hará que esté usted consciente de su posición correcta. La *prensa de pecho* trabaja los pectorales. *Las mariposas* trabajan los deltoides y los pectorales.

Advertencias •Asegúrese que las manos y el cuello estén totalmente soportados por el balón y no colgando hacia atrás. •Mantenga las pesas al nivel del corazón y no deje que se desvíen más arriba del nivel de la cabeza. •No permita que los glúteos ni los abdominales se hundan. •Conserve los omóplatos en su lugar.

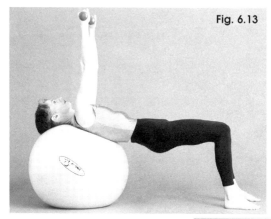

Fig. 6.13

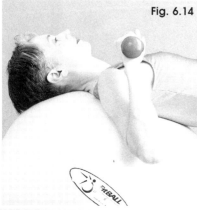

Fig. 6.14

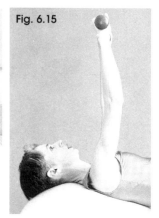

Fig. 6.15

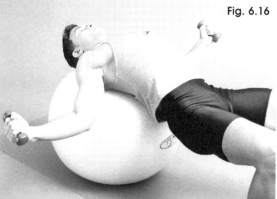

Fig. 6.16

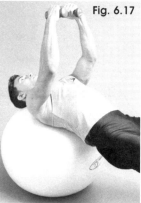

Fig. 6.17

posición inicial

Siéntese en el balón. Camine hacia fuera y con cuidado deje que el balón ruede bajo usted, hasta que su cabeza y cuello queden totalmente soportados por éste. Las caderas están arriba y los abdominales apretados.

movimiento 1: aislamiento de escápula

1. Levante los dos brazos hacia el techo, directamente arriba de los hombros.
2. Inhale para levantar los brazos, subiendo la punta de los omóplatos fuera del balón (fig. 6.13).
3. Exhale para dejar caer los omóplatos en el balón, dejando los brazos derechos.
4. Repita cinco veces.

movimiento 2: presionar el pecho

1. Empiece con las pesas justo arriba de los hombros (fig. 6.14).
2. Inhale para preparar.
3. Exhale para levantar los brazos, manteniendo los omóplatos en el balón (fig. 6.15).
4. Repita de seis a ocho veces.

movimiento 3: mariposas

1. Inhale para abrir los brazos a los lados, conserve los codos un poco doblados. Abrace el balón con la parte posterior de los brazos (fig. 6.16).
2. Exhale para apretar los brazos juntos, como si rodeara un árbol grueso; manténgalos un poco doblados (fig. 6.17).
3. Repita de seis a ocho veces.

El trabajo de pies

Ahora póngase de pie para que pueda trabajar los glúteos, los músculos de las piernas, los pies y los tobillos. Conseguimos mucha reacción sensorial a través de los pies. El pie tiene 26 huesos (7 del tobillo, 5 del empeine y 14 de los dedos), 31 articulaciones y 20 músculos. Lo ideal es trabajar con los pies desnudos. A menudo las personas tienen pies rígidos. Aquí está un ejercicio que los puede ayudar. Ruede una pequeña pelota dura bajo uno de los pies. Sienta cómo la tensión del pie se libera. Ruede la pelota desde el talón hacia la cabeza de cada dedo. No olvide los tres arcos, los dos que corren a lo largo del talón hasta la parte anterior de la plata del pie y el otro que va a través del empeine. Use una pequeña pelota dura para dar masaje a los pies, cada vez que se arqueen.

Como se mencionó anteriormente, muchas cosas pueden ir mal cuando usted está parado sobre los pies y soportando su peso. Asegúrese de colocar los pies lo suficientemente lejos de la pared, para que cuando doble las rodillas se puedan colocar directamente sobre los dedos de los pies, sin que sobresalgan más allá de los dedos. Verifique su posición con "rodillas muy dobladas hacia delante" (ver barra del margen).

Mientras prepara el movimiento, cuide que el coxis no ruede por el balón. Si lo hace, usted perderá la pelvis neutral. Trate de concentrarse en conservar el coxis pesado y caído durante todo el trabajo de pie.

Relaje los hombros mientras trabaja. Mantenga la barbilla horizontal y la mirada al frente. La caja torácica debería estar llena pero no demasiado extendida. Pruebe la respiración como se sugiere más adelante, pero recuerde que la puede invertir si es necesario.

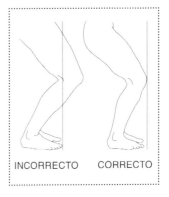

INCORRECTO   CORRECTO

rodillas muy dobladas hacia delante

Asegúrese que los pies estén lo suficientemente separados de la pared, para que cuando doble las rodillas, la pierna baja permanezca vertical y no se doble demasiado hacia delante sobre los dedos de los pies.

Los ejercicios de pies

Las posiciones distintivas de los siguientes movimientos trabajan los pies, los tobillos y los músculos de las piernas de forma diferente. Procure distribuir el peso en ambas piernas y asegúrese que las rodillas estén en línea con los pies. Tenga cuidado de que los pies no rueden para adentro o afuera. Usted está intentando extender totalmente los músculos de la pierna, mientras se asegura que los cuadriceps estén trabajando para alinear la rótula y el fémur. Evite extender de más o cerrar las rodillas. Recuerde que la respiración se puede invertir para todo el trabajo de pie; puede ser que prefiera inhalar para preparar y exhalar para doblar, antes que el patrón que se da aquí.

Propósito Estirar las piernas, glúteos y tobillos.

Advertencias •No doble demasiado las rodillas, para poder ver la punta de los dedos de los pies. •Evite rodar los tobillos hacia fuera o adentro y mantenga las rodillas alineadas sobre los pies. •En los movimientos 2 y 6 asegúrese de que está volteando hacia afuera desde la cavidad de la cadera y no desde los pies. •En el ejercicio "Bajar y levantar" asegúrese que la parte superior del cuerpo no se mueva mientras esté bajando o levantando los talones.

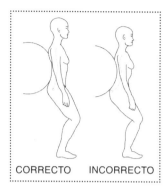

CORRECTO   INCORRECTO

¿dónde está el coxis?

Cuide que el coxis no se envuelva alrededor del balón. Si lo hace, perderá la pelvis neutral. En este trabajo de pies no debe ponerse en cuclillas más profundamente de lo que está acostumbrado. Mientras mantenga la pelvis neutral, llegue tan lejos como pueda.

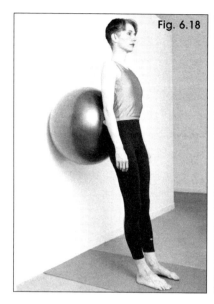

Fig. 6.18

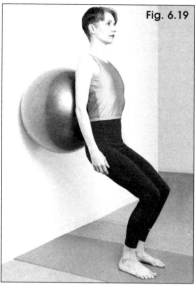

Fig. 6.19

posición inicial

1. Coloque el balón contra la pared. Párese con los talones aproximadamente a 50 ó 75 cm de la pared, dependiendo del tamaño del balón.
2. Ponga el balón en la pequeña curva de la espalda y presiónelo hacia atrás con su peso. Las manos están relajadas a los lados; las rodillas alineadas sobre los pies (fig. 6.18).

movimiento 1: pies paralelos

1. Los pies están separados a una distancia igual a la de los huesos "de asiento" y paralelos.
2. Inhale para doblar las rodillas, manteniendo los talones abajo (fig. 6.19). Asegúrese de que las rodillas no estén demasiado hacia delante.
3. Exhale para estirar las piernas.
4. Repita de seis a ocho veces.

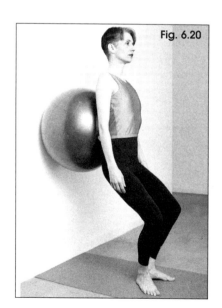

Fig. 6.20

movimiento 2: pequeño cambio

1. Parado, separe los pies por las puntas y conserve los talones juntos, en un pequeño cambio de posición.
2. Inhale para doblar las rodillas, sin subir los talones (fig. 6.20).
3. Exhale para estirar las piernas.
4. Repita de seis a ocho veces.

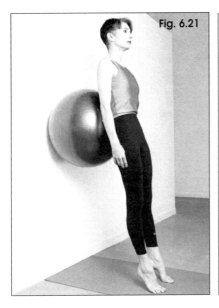

Fig. 6.21

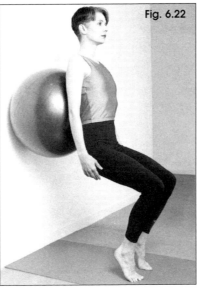

Fig. 6.22

movimiento 3: dedo en media punta.

1. Los pies están a una distancia similar a la que hay entre los huesos "de asiento" y paralelos.
2. Levante alto los talones, como si estuviera usando zapatos de tacón alto y manténgalos en esa posición (fig. 6.21).
3. Inhale para doblar las rodillas, conservando los talones lo más alto posible sin presionar los tobillos (fig. 6.22).
4. Exhale para estirar las piernas, manteniendo los talones arriba.
5. Repita de seis a ocho veces, sin bajar los talones.

CuerposEsfera — salto de rana

*e*ste es un movimiento divertido y desafiante, típico de CuerposEsfera. Usted estará saltando de la pared hacia los brazos. Tenga cuidado de no sacudir los hombros ni las muñecas. Mantenga las piernas y los pies alineados mientras se empuja de la pared.

Con la espalda hacia la pared, presione la parte frontal de la pelvis hacia el balón. Las rodillas están dobladas y los dedos de los pies doblados contra la orilla inferior de la pared. Los brazos están presionando contra el balón que está enfrente de usted (fig. 6.23). Inhale para doblar más profundamente las rodillas. Exhale para empujar los dedos de los pies hacia la pared, luego salte hacia delante para caer en los brazos (fig. 6.24). Regrese a la posición inicial. Repita de cuatro a seis veces.

Notas de Mari Naumovski: Este ejercicio utiliza el factor de empuje en la parte inferior del cuerpo, para impulsar la superior a través del espacio. Note la cualidad animal mientras salta desde los pies a los brazos, en una posición boca abajo.

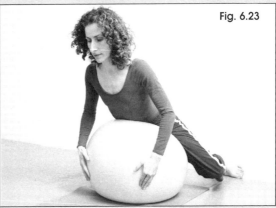

Fig. 6.23

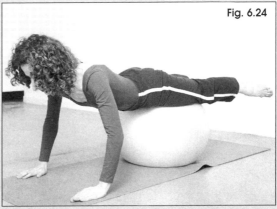

Fig. 6.24

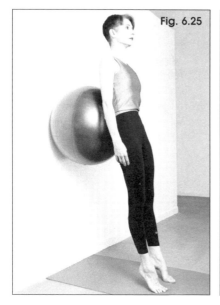

Fig. 6.25

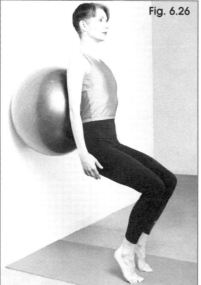

Fig. 6.26

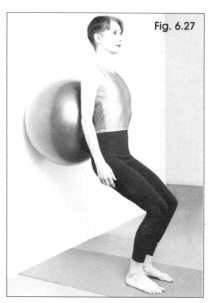

Fig. 6.27

movimiento 4: bajar y levantar

1. Los pies están separados a una distancia similar a la de los huesos "de asiento" y paralelos. Levante los talones alto como si estuviera usando zapatos de tacón alto (fig. 6.25).

2. Inhale para bajar conservando los talones elevados (fig. 6.26).

3. Exhale para empujar los talones hacia abajo, manteniendo las rodillas dobladas (fig. 6.27).

4. Inhale para levantar los talones, sin dejar de doblar las rodillas.

5. Exhale para estirar las piernas sin bajar los talones.

6. Inhale para doblar las rodillas con los talones en alto.

7. Exhale para bajar los talones

una vez, sin desdoblar las rodillas.

8. Inhale para levantar los talones, conservando el cuerpo en el mismo plano y las rodillas dobladas.

9. Exhale para bajar los talones dos veces. Continúe con las rodillas dobladas.

10. Inhale para levantar los talones con las rodillas dobladas.

11. Exhale para estirar las piernas.

12. Repita hasta terminar cinco veces completas esta secuencia.

movimiento 5: cuclillas amplias

1. Empiece con los pies más separados de la distancia entre los hombros y un poco hacia fuera (fig. 6.28).

2. Inhale para doblar las rodillas, conservando los talones abajo. Las rodillas deben estar alineadas sobre los dedos de los pies (fig. 6.29).

3. Exhale para estirar las piernas.

4. Repita de seis a ocho veces.

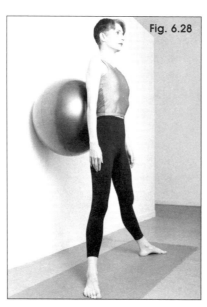

Fig. 6.28

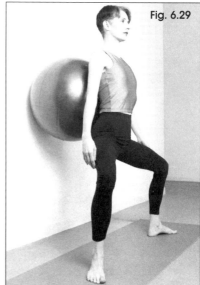

Fig. 6.29

El trabajo de brazos y pies de *Pilates con balón* le enseña a trabajar sin presión la parte alta y baja del cuerpo. Con todo, no importa qué tan cuidadoso sea o con qué precisión mueva su cuerpo por el espacio, algunas veces lo defraudará. Aun la persona más sana puede tener dolencias y dolores recurrentes. En el siguiente capítulo trabajará con miras a la reconstrucción y restauración del cuerpo, usando ejercicios terapéuticos y fortalecedores con el balón. Ya sea que su problema consista en una debilidad física, una falta de equilibrio o un trauma, *Pilates con balón* puede sanar y prevenir las lesiones, así como acondicionar el cuerpo mientras se está recuperando de una lesión.

7

Restauración y reconstrucción

La historia de Susan

Cuando conocí a Susan, ella tenía sesenta y siete años y padecía de un dolor que casi no le permitía dejar la cama. Había perdido cerca de cinco centímetros de altura por la desintegración de las vértebras y sentía un dolor constante, por la enfermedad degenerativa de los discos. Su reumatólogo le dijo que su condición era tan mala, que ni siquiera estaba lista para la fisioterapia.

Susan se acababa de retirar de una carrera como diseñadora de libros y, además de su dolor de espalda, había sufrido de los hombros. No podía levantar el brazo más arriba de la posibición horizontal. El dolor se localizaba en la parte frontal y posterior de la articulación del hombro. En realidad, hasta los músculos del pecho le dolían: los pectorales estaban crónicamente contraídos y jalaban los hombros hacia delante provocando una postura encorvada.

Empezó la sesión con mucho cuidado; no estaba segura de lo que podría hacer. Hicimos inclinaciones pélvicas suaves, giros abdominales y medios giros en alto usando el balón. La animé para que siguiera con suavidad y así no se creara tensión en el cuello u otras partes del cuerpo. Rodar el balón por el cuerpo ayudó a Susan a revisar su cuerpo, para ver en dónde estaba reteniendo malestar o dolor. Además, el balón le ofreció la oportunidad de visualizar la imagen de rueda, usada en muchos de los ejercicios Pilates, los cuales ella creía que jamás ni en un millón de años podría intentar.

Yo tenía dudas. Su técnica era excelente. La respiración posterior, que aprendió fácilmente, la ayudó a relajarse y a concentrar su mente. Era verdad que se sentía vencida por su cuerpo y que sus problemas eran agotadores. Sin embargo, la gracia y cuidado que tenía en cada uno de los ejercicios, me animó mucho. Su cuerpo, a pesar de que sentía dolores horribles y estaba considerablemente en mal estado, ¡sabía mucho! Además, las modificaciones que probamos no le provocaron más dolor. Al final de la sesión, declaró desbordante que hacía mucho tiempo que no se sentía mejor.

En la segunda visita agregamos el trabajo de brazos. Debido al dolor de hombros, empezamos sin pesas, para estar seguras que su cuerpo conservaba una buena alineación. En la siguiente sesión, incluimos pesas de medio kilo. En todo momento estuve vigilándola como un halcón: Susan tenía más restricciones, dolor y limitaciones que ningún otro estudiante con el que hubiera trabajado. Pero en cada sesión me sorprendía.

Lo maravilloso sobre el balón es que ayuda a la gente a sentarse en una buena postura mientras realiza los ejercicios. Susan se sentó derecho en el balón y aunque se balanceo suavemente, fue placentero y no le causó dolor. Una rotación suave, además de pequeñas inclinaciones laterales, las que no realizaba usualmente, desanimada por el dolor de espalda baja y los problemas de discos, no parecían afectarla, más que en una forma positiva. Le recordé que nunca combinara el balanceo con la rotación o el giro de espina dorsal y le di una serie de ejercicios para hacer en casa.

Al balón se le conoce por fomentar el deseo de practicar los ejercicios de rehabilitación en casa, a las personas que no se preocupan por hacerlos. Lo confortable de su forma y las asociaciones agradables del balón, inspiran a la gente de todas edades para ejercitar por su cuenta y Susan no fue la excepción. "El balón se siente como una extensión de mi propio cuerpo" —me dijo. Entre más practicaba por su cuenta, su cuerpo se iba fortaleciendo. Estaba en el camino para poder unirse a las clases de grupo de nivel básico y eso hizo tres meses después.

Los músculos sí recuerdan

Muchas personas creen que como seres físicos, hemos vivido varias vidas y que cada una de ellas ha dejado una marca indeleble. Recordar lesiones desentierra recuerdos dolorosos. Pero como cualquier practicante del cuidado del cuerpo le puede decir, cada lesión cuenta su historia: un patrón de las compulsiones físicas, desequilibrios y obsesiones de una persona. Una lesión es un regalo para el aprendizaje —si decidimos verlo de esta manera. Un dolor recurrente nos obliga a examinar la forma en que nuestros cuerpos están trabajando en realidad y cuáles son nuestras verdaderas limitaciones y fortalezas. Este conocimiento es muy importante para reconstruir nuestros cuerpos e impedir que las lesiones se repitan.

De acuerdo con el pionero en somática Thomas Hanna, muchos dolores, restricciones y lesiones son la respuesta del cuerpo al estrés y al trauma. Nuestros sistemas sensorial-motor responden a las presiones y demandas diarias, con reflejos musculares específicos. Una vez que se han activado, ya no tenemos el control para relajar a estos reflejos. Las contracciones musculares son involuntarias e inconscientes. Sin el ejercicio adecuado, con el tiempo olvidamos cómo movernos con libertad. El resultado es la rigidez, el dolor y un rango restringido de movimiento. Hanna lo llama la "amnesia senso-motor".

Muchos practicantes y educadores somáticos creen que el cuerpo puede recordar de nuevo cómo moverse apropiadamente. Los efectos enfermizos de la "amnesia senso-motor" se pueden revertir. Con seguridad, los músculos recuerdan las encarnaciones anteriores, el instante previo a la lesión del hombro, la artritis y el dolor de espalda.

Por ejemplo, cuando era joven, Susan había sido físicamente activa. Había desarrollado un corazón y músculos fuertes debido a las clases de aeróbics y tenía la gracia y flexibilidad de una bailarina. Lo pude detectar en los primeros minutos de trabajar con ella. Aunque trabajábamos con movimientos muy pequeños, hubo momentos en los que ella no creía que podría ejercitarse nuevamente, pero *su cuerpo sí*. Semana tras semana ella revisaba la historia de sus músculos, como si pasara los depósitos de sedimento por un tamiz, cavando suavemente más profundo en el pasado del músculo, desenterrando un momento en el que la movilidad era libre y no tenía restricciones. Los ejercicios de *Pilates con balón* que hicimos juntas y los que hizo ella sola, fueron la mejor parte de esta excavación. Fue el acto del movimiento el que ayudó a sus músculos a recordar.

El cuerpo es un misterio: aun con un esfuerzo minucioso para entenderlo, nos puede engañar. Si tiene un dolor crónico, lo mejor es evitar auto-diagnosticarse. Busque el consejo médico, cuando el remedio sencillo que se presenta en este libro parece no ofrecer alivio. Luego siga ese consejo y comprométase totalmente a participar en su propio programa de reconstrucción.

Reducción del dolor

Es importante recordar que la mayoría de los dolores no están localizados solamente en un área, sino que irradian a otras partes del cuerpo. Un practicante lo puede ayudar a descifrar de dónde viene realmente el dolor y qué es lo que lo causa. ¿Es el dolor el resultado de un desequilibrio de un grupo de músculos o un patrón de retención crónica de tensión en un lugar del cuerpo en particular? ¿Hay algo en la manera en que mantiene su cuerpo haciendo ejercicio, o en las actividades normales, que están contribuyendo a crear este problema?

La restauración de una buena postura es esencial para dirigir el dolor. Los problemas de una pobre alineación, pueden transferirse directamente a las clases de acondicionamiento físico o a una alberca. Obsérvese en un espejo cuando haga los ejercicios o acuda a unas cuantas sesiones con un entrenador, para ver cuál es el problema y saber cómo evitarlo en el futuro. Después de cada sesión pregúntese si se siente mejor o peor. Siga el refrán de Thomas Hanna "Siempre muévase lenta y suavemente, sin forzar el movimiento".

Con el dolor de espalda baja moderado, recuéstese de espalda, con los músculos de la pantorrilla sobre el balón. Esta es una manera segura de permitir que la espalda se calme. Evite forzar hacia abajo el coxis o exagerar la curva de la espalda baja. Respire profundamente y permita que el peso de su cuerpo se libere en el tapete por lo menos durante quince minutos.

Si tiene una leve presión en el cuello, coloque las manos atrás de éste y suavemente levante la cabeza usando las manos y no los músculos del cuello. Sostenga la cabeza arriba, deje caer la barbilla y dé a la nuca un pequeño estiramiento. Con cuidado, coloque la cabeza de nuevo en el tapete y repita el ejercicio. El cuello, los hombros y la espalda baja acumulan tensión diariamente. Si la tensión del cuello es muy severa o tiene dolor o tensión crónicos, es mejor ver a un doctor, un terapeuta físico o a un quiropráctico.

Algunas veces, todo lo que se puede hacer cuando se tiene dolor es sentarse en el balón. Un balanceo suave moviliza la espina dorsal y puede liberar el dolor. Deténgase inmediatamente si siente más incomodidad. Use un espejo para asegurarse que no está exagerando la curva de la espalda baja, en un arco tipo lordosis que aumenta el dolor.

Una extensión pequeña y la resistencia a la gravedad, pueden alargar suavemente los segmentos tensos de la espalda. Si ha trabajado un poco con su balón y ya ha dominado el "Arco", intente una versión un poco más pequeña llamada "La Tabla" (en el próximo capítulo se detallan ambos ejercicios). Tanto la "Tabla" como el "Arco" pueden reducir la compresión en la espalda baja y crear una separación entre la pelvis y las costillas, al mismo tiempo que trabajan los músculos pequeños de la espalda. Cerciórese que está soportando los glúteos desde abajo y usando los abdominales. Estos dos movimientos también liberan el cuello, mientras que lo sostienen totalmente. El "Arco" es un estiramiento muy poderoso y yo lo evitaría si tuviera dolor de espalda baja. Si no ha calentado o si sostiene este estiramiento por mucho tiempo, puede sentir que su espalda se tensa para protegerse de la sensación, poco usual, de espacio en el cuerpo. Para salir de la "Tabla" ponga las manos detrás de la cabeza para levantarla y lleve la barbilla al pecho.

Tenga cuidado mientras rueda hacia adentro y afuera de estas posiciones de recuperación. Después pregúntese cómo se siente. ¿Mejor o peor que antes?

El papel de los abdominales en el cuidado de la espalda

Como se discutió en el capítulo 4, existe la creencia muy generalizada de que el estiramiento abdominal ayudará a aliviar y a prevenir el dolor de espalda baja. Preste atención a la manera de hacer los ejercicios de abdominales. Hacerlo de forma vigorosa y rápida trabaja músculos de esa área, pero causa que se acorten y contraigan. A menudo se realizan con demasiado movimiento; en consecuencia, la acción recluta a los poderosos flexores de la cadera, los que se pueden también tensar. En *Pilates con balón* no sólo intentamos fortalecer los músculos abdominales sino además alargarlos.

Necesitamos tener la posibilidad de activar los músculos abdominales transversales profundos y no simplemente meter el estómago. Si los músculos abdominales sobresalen mientras se realizan los ejercicios, es un signo seguro de que se ha perdido la conexión. Animo a los estudiantes a presionar un dedo justo abajo del ombligo, para estar seguros que la pared abdominal está involucrada. Tenga cuidado cuando se recueste en el abdomen o con el estómago en el balón, para asegurarse que el ombligo está levantado y fuera del tapete o del balón. Esta contracción debe mantenerse mientras se agregan los movimientos y no deben interferir con el patrón de respiración. Para ayudar a mantener la conexión ombligo-a-espina y proteger la región baja de la espalda, respire directamente hacia la caja torácica y no a los abdominales.

Problemas de hombros y cuello

Lo primero que tiene que hacer con el dolor de hombros y cuello, es examinar minuciosamente los pormenores de su día, para saber qué es lo que está contribuyendo a esta condición. Por ejemplo, un trabajo que requiere permanecer frecuentemente sobre un lado y en una sola posición, como por ejemplo: un dentista o un violinista, puede causar problemas a una edad temprana. Una solución para el dolor de cuello, a lo mejor, es usar unos auriculares en lugar de apretar el teléfono entre el hombro y la oreja. ¿Se pasa los días desplomado sobre una computadora, con los hombros subidos alrededor de las orejas? Cambiar a una silla ergonómicamente diseñada para arrodillarse o usar un balón en lugar de la silla, sería de mucha ayuda para soportar mejor la postura en su escritorio.

Las responsabilidades de nuestras vidas nos provocan movernos a través de los días con "la cabeza primero", causando desequilibrios en el cuerpo. Thomas Hanna lo llama el "reflejo de luz verde". Es un reflejo de actividad y urgencia, que se hace estallar constantemente por las demandas de un estilo de vida atareado. Según Hanna, el otro reflejo, el que usamos alrededor de nuestro cuerpo como un velo, es el "reflejo de luz roja" o la renuncia a la responsabilidad. Es una respuesta de protección al miedo o a los eventos angustiantes. Este reflejo hace estallar la tensión en los músculos del cuello y puede resultar en una proyección hacia delante de la cabeza. También se manifiesta en los hombros, causando que se levanten y se encorven hacia delante.

Una buena alineación del cinturón de los hombros es importante. Deberían estar abajo y estabilizados, antes de hacer cualquier movimiento. Cultive un conocimiento de aflojar los omóplatos bajo la espalda, sin forzar el *latissimus dorsi* hacia abajo y causar una falta de movilidad en la articulación del brazo. Debido a que la cabeza es pesada, necesitamos estar seguros que está alineada con el cuerpo y no hacia delante.

Cuando haga ejercicio con tensión en el cuello y hombros, deje la cabeza en el tapete cuando se le indique. Puede ser que no quiera usar el balón durante los ejercicios de abdominales, ya que a estos se agregan mancuernas de medio o un kilo de resistencia, que pueden agravar el dolor de cuello. En todo momento cuide la colocación de la cabeza en el tapete, y cuando esté sentado, quedar derecho en el balón.

El balón como un socio terapéutico

Cuando Eve iba cruzando la calle con la luz verde, un auto la atropelló en el cruce peatonal, fracturándole una vértebra de la espalda baja y se pasó dos semanas y media en el hospital con la parte baja del cuerpo adormecida. Eve, una mujer de cincuenta y dos años, que había sido bailarina, era una buena instructora de yoga y de acondicionamiento físico, y tenía miedo de que jamás pudiera volver a enseñar movimiento.

Después de una lesión, la mayoría de los doctores se acercan al ejercicio, enfocándose en empezar la rehabilitación lo más pronto posible y el doctor de Eve no fue la excepción. Tomando en cuenta la naturaleza de la lesión y el conocimiento cinestético de Eve como maestra de yoga, creyó que ella sería una buena candidata para una recuperación lenta pero segura. Como bailarina, estaba acostumbrada a trabajar fuerte e hizo todo lo que pudo para contribuir con su propia rehabilitación.

Cuando Eve vino a mi clase con balón, ya estaba dando clases otra vez, pero su cuerpo no se había recuperado totalmente. Aun no podía hacer un pequeño "Puente" y temía que la "Rueda" o *Cakrasana*, la gran extensión de yoga, fuera una postura del pasado. "El balón me causó una gran sorpresa", me dijo después de su primera clase. "Me estabilizó y pude intentar cosas que pensé que jamás podría hacer".

Su espina dorsal ansiaba la dinámica extensión del "Arco" y el balón de ejercicio la llevó a su alcance en dos meses y medio. En la última clase de un curso de diez semanas, se recostó de espalda en el balón, estirando las manos en una dirección y los pies en otra. Había llevado su cámara fotográfica a la clase y me pidió que le sacará una foto en esta posición, para enseñársela a su doctor.

El balón tiene una larga historia en su uso con pacientes ortopédicos. Se usa para poner a prueba y evaluarlos y luego ellos lo utiliza directamente para reforzar el tronco e incrementar la gama de movimiento del mismo, de las piernas y brazos. El balón puede también salvar la espalda del terapeuta, al sostener el peso de una pierna débil o paralizada. Los terapeutas físicos y aquellos que usan el balón para la rehabilitación, deberían leer el excelente libro de Beate Carrière, *The Swiss Ball: Theory, Basic Exercises and Clinical Application*. Carrière explica que una de las muchas recompensas del balón, es que se puede usar para controlar la cantidad de peso que soportan las manos y las piernas. Es útil en la rehabilitación de un hombro o una rodilla, después de una lesión o una operación. Por ejemplo, en las lagartijas, el balón soporta completamente al cuerpo. Teniendo cuidado de no bajar demasiado del nivel de codo, el hombro no sentirá el mismo estrés como en una situación de soporte total de peso. Con problemas de muñeca, usted puede controlar qué tanto peso se soporta en la muñeca y qué tan lejos puede caminar fuera del balón. Para los hombros paralizados y otras lesiones, el paciente puede usar el balón para movilizar el brazo e incrementar la gama de movimiento en el hombro, sin tener que levantar aquel.

Por la misma razón, el balón es un excelente patrón terapéutico después de la reconstrucción de los ligamentos de la rodilla y reemplazos de cadera o rodilla. Al usar el balón se levanta una pierna y permite que la afectada descanse en el balón mientras está moviéndola. El paciente es estimulado para conservar la pierna alineada, mientras mueve la rodilla al flexionar y al extender. Lo más importante es que se tenga el control del movimiento.

Los ejercicios de reconstrucción

La clave en la prevención de lesiones es utilizar todo el cuerpo, balancear todas sus partes. Los ejercicios de este capítulo se concentran en la estabilización del centro y ponen a prueba su fuerza. Esta es una manera de revelar dónde puede haber un desequilibrio muscular y empezar desde ahí. Conforme trabaja a través de los ejercicios, ponga mucha atención a cuáles puede hacer con dolor y cuáles no. Algunos de estos ejercicios sólo se intentarán cuando el dolor se haya ido y usted esté listo para reconstruir o fortalecer la salud de su cuerpo. No se presione demasiado; sólo se progresa cuando no se tiene dolor y ha dominado el trabajo básico. Si tiene duda sobre un ejercicio, deséchelo.

Este capítulo presenta algunos de los trabajos más avanzados de todo el libro. Algunos de ustedes, incluyéndome a mí misma, no necesitamos hacer este tipo de trabajo y su cuerpo no lo extrañará. Para otros, especialmente para la élite de los atletas y bailarines, el reto y la novedad de hacer *Pilates con balón* avanzado, realzará mucho su actuación. El trabajo avanzado, a menudo involucra hacer a un lado la base de soporte y trabajar con el cuerpo como una palanca más grande. Por esta razón, entre más lejos esté el balón de su centro, se agregará más resistencia y más demanda a la estabilidad de este último. Tenga cuidado de ver que el trabajo avanzado, está claramente marcado, así que si usted es un principiante no se tropezará con él, por accidente. Muy a menudo se muestra una modificación y usted puede intentar una versión más pequeña de un ejercicio más avanzado.

Giros de cadera

Se pueden hacer "Giros de cadera" cortos, con un dolor de espalda baja moderado; una pequeña secuencia de movimiento es, por lo general, buena para liberar los músculos en la espalda baja y crear movilidad en la espina dorsal. Cuando regrese la pelvis al tapete, tenga cuidado de no exagerar la curva de la espina dorsal, forzando hacia abajo el coxis y creando un espacio más grande en la espalda baja, del que es útil. Trate de sentir las vértebras moverse individual y separadamente, y no en un bloque. Recuerde: entre más lejos esté el balón del torso, el ejercicio será más difícil.

Propósito Poner en orden el cuerpo y crear movilidad en la espina dorsal.

Advertencias •No arquee demasiado cuando esté arriba; levante la pelvis sólo cinco centímetros, si tiene dolor de espalda baja. •Conecte a través de los muslos internos; trate de impedir que las piernas se separen en el balón. •El cuello debe estar relajado, los hombros sin tensión y ensanchados.

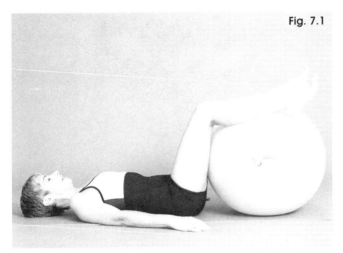

Fig. 7.1

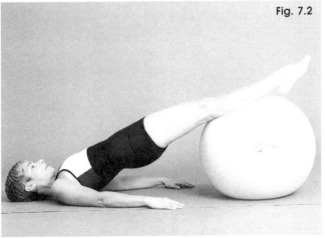

Fig. 7.2

posición inicial

Recuéstese de espaldas, con los músculos de la pantorrilla descansando en el balón y las manos a los lados de los muslos (fig. 7.1). Conecte a través de los muslos internos. Asegúrese que los hombros estén deslizados hacia abajo, lejos de las orejas.

movimiento

1. Inhale para alargar el coxis lejos de la pelvis.
2. Exhale para continuar alargando y curvear el coxis hacia arriba, un vértebra a la vez, hasta que el cuerpo esté en una línea recta, los hombros alineados con los dedos de los pies (fig. 7.2).
3. Inhale cuando esté arriba.
4. Exhale para suavizar a través del pecho y repita la secuencia hacia abajo, vértebra por vértebra.

Giros de cadera con balance

Intente este movimiento balanceado sólo cuando su cuerpo se sienta fuerte y libre de dolor. En este ejercicio estamos probando el centro fuerte del cuerpo, al disminuir la base sólida de soporte. Aquí todo el cuerpo debe trabajar junto o de otra manera se caerá del balón por completo.

Propósito Fortalecer el torso y poner a prueba el balance del centro.

Advertencias •No se arquee mucho cuando esté arriba, por levantar la pelvis demasiado alto. •Conecte a través de los muslos internos. •Asegúrese que el cuello está relajado.

---

posición inicial

Recuéstese de espalda, descansando los músculos de las pantorrillas sobre el balón y colocando las manos a los lados de los muslos. Conecte por los muslos internos. Asegúrese que los hombros estén deslizados hacia abajo y lejos de las orejas.

movimiento 1

1. Inhale para alargar el coxis lejos de la pelvis.
2. Exhale para continuar alargando y eleve el coxis una vértebra a la vez, hasta que el cuerpo esté en una línea recta y los hombros alineados con los dedos de los pies.
3. Mantenga esta posición, respirando normalmente y conectando a través de los glúteos, los muslos internos y los abdominales.
4. Dejando los codos en el tapete, lentamente suba las muñecas y las manos fuera de él (fig. 7.3). Respire normalmente y sostenga por unos pocos tiempos.
5. Exhale para relajar a través del pecho y bajar con la misma secuencia, una vértebra a la vez.

movimiento 2 — intermedio

1. El mismo movimiento que el anterior, excepto que esta vez dirija las manos hacia el techo, levante la punta de los omóplatos fuera del tapete (fig. 7.4), reduciendo más el soporte desde un suelo estable. Respire normalmente y sostenga unos cuantos tiempos.
2. Exhale para relajar a través del pecho y bajar con la misma secuencia, vértebra por vértebra.

movimiento 3 — avanzado

1. El mismo movimiento que el anterior, excepto que ahora levante la cabeza fuera del tapete también (fig. 7.5). Respire de forma natural y sostenga unos cuantos tiempos.
2. Exhale para relajar a través del pecho y bajar con la misma secuencia, una vértebra a la vez.

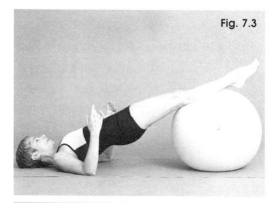

Fig. 7.3

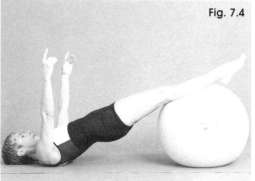

Fig. 7.4

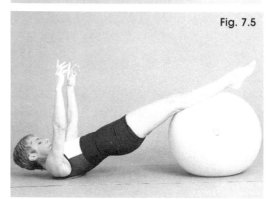

Fig. 7.5

Puentes de hombro

Evite este movimiento si tiene dolor en la espalda baja. Además de fortalecer los abdominales, los "Puentes de hombro" trabajan la parte trasera de las piernas, los glúteos y los *hamstrings*. No extienda demasiado la espina dorsal por levantar la pelvis en exceso; en lugar de eso, concéntrese en una conexión abdominal profunda y mantenga la espina en posición neutral. Cuando levanta una pierna fuera del balón está disminuyendo la base de soporte mucho más que en el tapete, debido a que el balón es inestable y sólo hay una pierna sobre él. Los músculos profundos deberían sostener su contracción durante todo el ejercicio, con los abdominales planos y la pelvis firme, mientras las piernas cambian. Si recientemente ha tenido una operación de rodilla y no la puede extender totalmente, siga en el movimiento 1.

No haga estos puentes apresuradamente. Hay una respiración lenta para cada movimiento.

Propósito Trabajar el torso y fortalecer la parte trasera de las piernas, los *hamstrings* y los glúteos.

Advertencias •Mantenga las rótulas de cara al techo durante todo el movimiento. •Use los oblicuos abdominales para cerrar las costillas y evitar que se extienda de más el área del pecho. •Asegúrese que los glúteos estén trabajando para mantener las caderas arriba y en su lugar. •Si no puede estirar completamente la pierna que está moviendo, hágalo más pequeño. •Mantén-

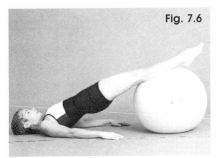
Fig. 7.6

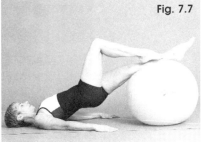
Fig. 7.7

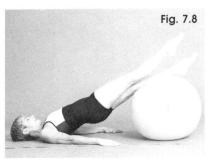
Fig. 7.8

galos así para ganar control.

posición inicial

Recuéstese de espalda, con los músculos de la pantorrilla descansando en el balón y con las manos a los lados de los muslos. Conecte a través de los muslos internos. Asegúrese que los hombros estén deslizados hacia abajo y lejos de las orejas.

movimiento 1: preparación para el "puente de hombro"

1. Inhale para preparar.
2. Exhale para levantar las caderas usando los músculos de los glúteos (fig. 7.6).
3. Inhale para doblar la pierna derecha, llevando los dedos de los pies hacia el tobillo izquierdo (fig. 7.7).
4. Exhale para extender la pierna derecha cinco centímetros sobre el balón (fig. 7.8).
5. Inhale y permanezca en la posición.

6. Exhale para regresar una pierna recta al balón. Apriete los glúteos y los muslos internos y quédese en el lugar.
7. Inhale para doblar la pierna izquierda y lleve los dedos de pies sobre el tobillo derecho.
8. Exhale para extender la pierna izquierda cinco centímetros arriba del balón.
9. Inhale y permanezca en la posición.
10. Exhale para regresar la pierna estirada al balón y rude las caderas al tapete.
11. Repita dos veces cada lado.

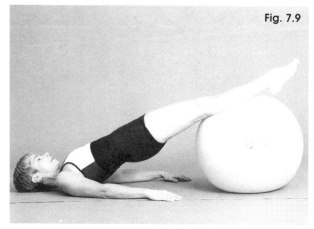

Fig. 7.9

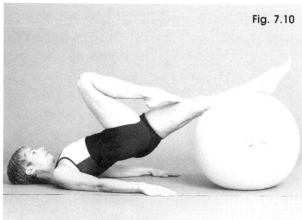

Fig. 7.10

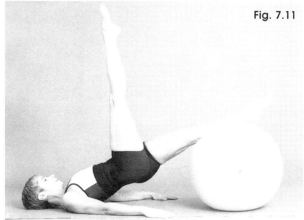

Fig. 7.11

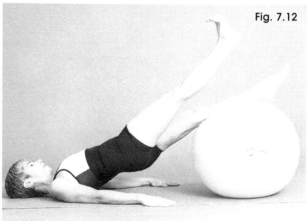

Fig. 7.12

movimiento 2: *"puente de hombro" completo — avanzado*

1. Inhale para preparar.

2. Exhale para levantar las caderas usando los músculos de los glúteos (fig. 7.9).

3. Inhale para doblar la pierna derecha, llevando los dedos de los pies al lado de la rodilla izquierda (fig. 7.10).

4. Exhale para llevar la pierna derecha extendida al aire, los dedos de los pies en punta, con la pierna lo más estirada posible (fig. 7.11).

5. Inhale para flexionar el pie, empujando con el talón mientras baja la pierna derecha (fig. 7.12).

6. Exhale para levantar la pierna derecha, manteniéndola estirada y con el pie en punta.

7. Inhale para flexionar el pie y llevar el talón lo más lejos de usted, mientras baja la pierna derecha.

8. Exhale para levantar la pierna derecha con el pie en punta.

9. Repita la secuencia de levantar y bajar la pierna tres veces y luego apriete suavemente los glúteos, antes de cambiar al otro lado. Repita dos veces con ambos lados.

Elevación de caderas

Sentirá este ejercicio en la parte posterior de las piernas, los *hamstrings* y los músculos de las pantorrillas. Si acaba de tener una cirugía en la rodilla o sufre de dolor de espalda baja, sólo realice el movimiento 1. También sienta la grandiosa cualidad del balón al estar inflado con aire, mientras fricciona el dorso del empeine y los talones.

Propósito Dar tono y fortalecer los glúteos y los *hamstrings*.

Advertencias • Trate de no poner tensión en otras partes del cuerpo.

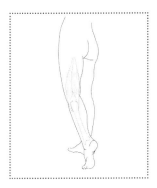

posición inicial

Recuéstese de espalda, con la planta de los pies sobre el balón, con las rodillas dobladas y las manos a los lados de los muslos, ligeramente extendidas, los hombros abajo y relajados (fig. 7.13).

movimiento 1: sin levantar la cadera

1. Sin quitar la pelvis del tapete, inhale para rodar el balón hacia afuera usando la planta de los pies (fig. 7.14).
2. Exhale para jalar el balón con los talones.
3. Inhale para ir hacia afuera.
4. Exhale para regresar.
5. Ruede el balón para adentro y afuera de seis a ocho veces.

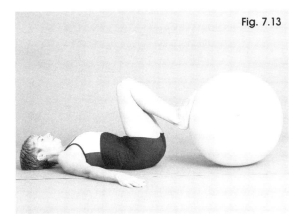

Fig. 7.13

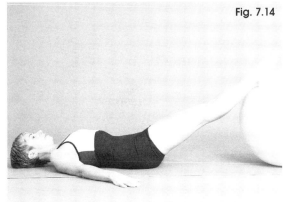

Fig. 7.14

anatomía con el balón: *hamstrings*

Los *hamstrings* cortos son conocidos por dificultar la movilidad del cuerpo; no sólo provocan una mala postura sino también dolor en la espalda baja. Esto se debe a los puntos de conexión al cuerpo, de este grupo de tres músculos.

Los músculos del *hamstring* se originan en los huesos "de asiento" en la parte inferior de la pelvis y se extienden por atrás de las piernas, hasta juntarse por dentro y fuera de la parte posterior de la rodilla, cerca del punto superior del músculo de la pantorrilla. Pase la mano por su cuerpo hasta llegar a donde se encuentran estos largos músculos y piense en las consecuencias de restricción en el resto del cuerpo, especialmente en la pelvis. En el siguiente capítulo se muestran los estiramientos de estos ligamentos.

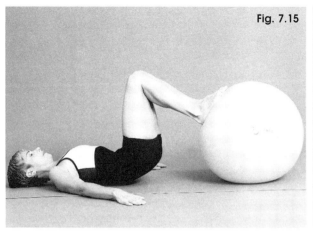

Fig. 7.15

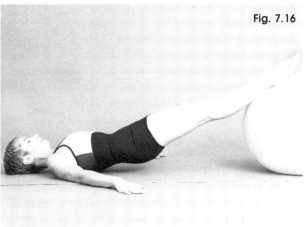

Fig. 7.16

movimiento 2: elevación de la cadera — intermedio

1. Coloque los pies sobre el balón e inhale para preparar.

2. Exhale para apretar los glúteos y levantar la pelvis

a cinco o siete centímetros del piso, permaneciendo en pelvis neutral (fig. 7.15).

3. Inhale para rodar el balón hacia afuera (fig. 7.16) y exhalar para jalarlo de regreso.

4. Repita de seis a ocho veces.

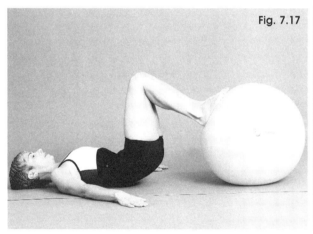

Fig. 7.17

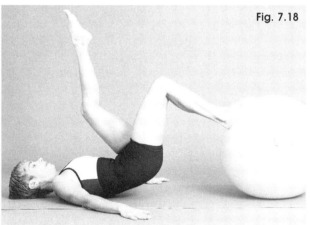

Fig. 7.18

movimiento 3: "elevación de cadera" llevando una pierna hacia atrás — avanzado

1. Inhale para preparar.

2. Exhale para apretar los glúteos y levantar la pelvis cinco o siete centímetros del piso (fig. 7.17).

3. Inhale para llevar la pierna izquierda hacia atrás (fig. 7.18).

4. Exhale y permanezca en la posición.

5. Inhale para rodar el balón hacia afuera. Exhale para jalarlo.

6. Repita cinco veces. Baje la pelvis al tapete antes de cambiar a la pierna derecha.

Doblar y estirar

En este ejercicio, los abdominales trabajan duro. Al exhalar, húndalos hacia la espina al momento que extiende las piernas. Si tiene dolor de espalda baja, mantenga las piernas muy altas en el aire y realice sólo el movimiento 1.

Propósito Dar tono a los abdominales, las piernas, los músculos aductores de la cadera y los muslos internos.

Advertencias •Trate de impedir que el cuerpo de hunda entre los hombros. •Mantenga la estabilidad en los abdominales.

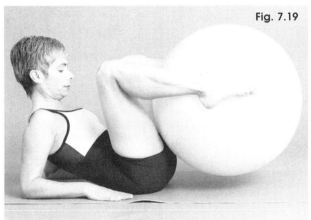

Fig. 7.19

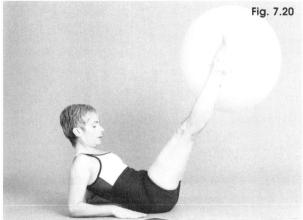

Fig. 7.20

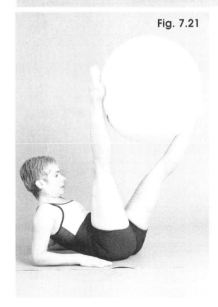

Fig. 7.21

posición inicial

1. Recostado sobre la espalda, doble las rodillas. Recoja el balón entre los tobillos y apriételo. Doble las rodillas hacia adentro.
2. Siéntese y descanse la parte superior del cuerpo en los codos (fig. 7.19).

movimiento 1: doblar y estirar

1. Inhale para preparar.
2. Exhale para extender las piernas a 45 grados o más, fuera del piso (fig. 7.20).
3. Inhale para llevar el balón hacia usted y exhale para extender las piernas.
4. Realice este ejercicio de seis a ocho veces.

movimiento 2: "giro de balón" — intermedio

1. Extienda las piernas a 45 grados o más, del piso.
2. Mantenga las piernas estiradas, gire el balón de un lado a otro (fig. 7.21) y respire normalmente.

De lado

El trabajo "de lado" aísla los músculos de la pierna y nos da la oportunidad de trabajar, al mismo tiempo, las partes delantera y trasera del cuerpo. Aquí los abdominales son fundamentales para mantener el torso muy estable, mientras usted está moviendo las piernas. No necesita levantar el balón más de cinco centímetros; si siente alguna molestia en el lado de la cintura, entonces es probable que esté trabajando con el balón demasiado alto. Si le duele la espalda baja, concéntrese en apretar el balón suavemente entre los pies y no lo levante.

Propósito Fortalecer los muslos internos y externos, así como los glúteos. Dar tono a los muslos internos cuando aprieta el balón.

Advertencias •Tenga cuidado de no tomar el balón atrás del cuerpo. •Use una pieza de hule espuma si sus caderas son huesudas y no se siente a gusto recostándose de lado. •Piense en estirar el balón lejos de usted, más que en subir las piernas muy alto. •Conserve los abdominales conectados durante todo el ejercicio.

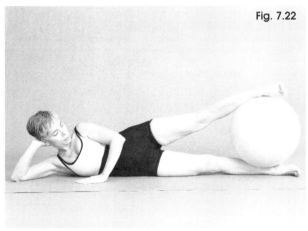

Fig. 7.22

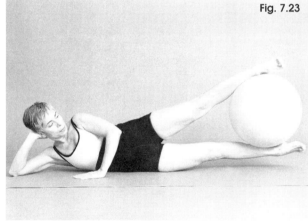

Fig. 7.23

posición inicial

1. Recuéstese de lado, un hueso de la cadera sobre el otro, con el balón entre los tobillos.
2. Una de las manos puede descansar detrás de la cabeza, los codos doblados (fig. 7.22) o relaje la cabeza sobre el tapete. Coloque la otra mano en el suelo para conservar el balance.

movimiento

1. Inhale para alargar los talones lo más lejos posible de la pelvis y apriete el balón.
2. Exhale para levantar el balón cinco o siete centímetros (fig. 7.23).
3. Inhale para bajar el balón. Exhale para levantar.
4. Repita cinco veces de ambos lados.

Balance de balón

En el Método Pilates todo está hecho con precisión, enfoque y concentración y este movimiento pone a prueba todos estos principios. Concéntrese y tenga paciencia; sus piernas pueden temblar mientras trata de encontrar el momento de calma, a la mitad de este difícil balance. Si existe tensión en las caderas o *hamstrings*, colocar el balón en su lugar será desafiante y hasta imposible para algunas personas. En lugar de eso, intente el movimiento contra la pared.

Propósito Desafiar su sentido de equilibrio y trabajar la parte posterior de las piernas y los abdominales.

Advertencias •No tenga prisa por entrar o salir del balance. •Asegúrese de que los pies tengan la separación de los huesos "de asiento".

---

posición inicial

Recuéstese de espalda, con el balón entre las manos. Doble las rodillas hacia el pecho y lentamente intente poner el balón en el dorso del empeine, no en los lados, sino en los pies. Estos deben estar separados a una distancia similar a la de los huesos "de asiento" (fig. 7.24).

movimiento 1

1. Lentamente estire las piernas, manteniendo el balón balanceado sobre los talones (fig. 7.25).
2. Respire normalmente.
3. Cuando las piernas estén estiradas por completo, mantenga el balance por todo el tiempo que quiera.
4. Lentamente doble las piernas, para después tomar el balón con las manos.

movimiento 2

1. Rápidamente suba los glúteos a unos diez o quince centímetros de una pared.
2. Coloque el balón contra la pared y lentamente suba por ella con los pies. Equilibre el balón por todo el tiempo que pueda, en las plantas de los pies, no a los lados. Los pies deben estar a una distancia similar a la de los huesos "de asiento".
3. Permanezca en esta posición por unos segundos, tomando algunas respiraciones profundas.

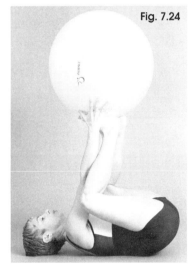

Fig. 7.24

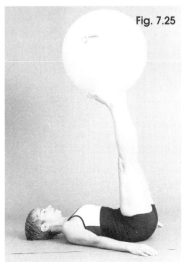

Fig. 7.25

Lagartijas

En este ejercicio, todo el cuerpo y no sólo los brazos y los hombros, trabaja como una fuerte unidad. Con las piernas descansando sobre el balón, hay tiempo y soporte para jalar los abdominales hacia arriba, verificando que los hombros y las manos estén en línea, y ajustando la colocación de la cabeza y la alineación de la parte inferior del cuerpo. El movimiento 1 está bien cuando se tiene un dolor de espalda baja moderado, pero esté absolutamente seguro de que los abdominales están comprometidos, para que la espalda baja esté protegida. Cualquier cosa que haga, no se deje caer ni hunda a la mitad. Con mucho, la mayor falla que la gente tiene con relación a las "Lagartijas", se encuentra en los músculos de los glúteos. No piensan en el hecho de que estos y los muslos internos necesitan apretarse juntos.

No necesita bajar demasiado el cuerpo para ser efectivo; empiece con una flexión y un estiramiento muy pequeños de brazos. Igual que en la mayoría de los ejercicios con balón, entre más lejos esté el balón del torso, más difícil será el movimiento.

Propósito Trabajar el pecho y los músculos del hombro, además del torso en su totalidad.

Advertencias •Para mantener una buena estabilidad en el cinturón de los hombros, no deseará bajar demasiado el cuerpo. •Mantenga los omóplatos abiertos por la espalda y sin apretar entre sí cuando realice las lagartijas. •Impida que los codos tiemblen al enderezar los brazos. •Evite tambalearse hacia atrás. Mantenga la conexión de los abdominales. •Apriete los muslos internos y los glúteos. •Impida que la cabeza caiga; sosténgala en línea con la espina.

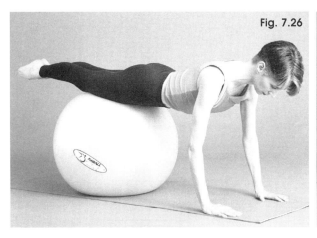

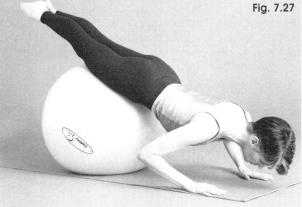

Fig. 7.26

Fig. 7.27

posición inicial

Arródillese frente al balón.

movimiento 1 — básico

1. Coloque las manos con las palmas hacia abajo en el piso. Camine hacia fuera, conservando las manos sólo un poco más abiertas que los hombros, hasta que el balón esté enfrente de las rodillas (en los muslos). Las puntas de los dedos deben estar paralelas al cuerpo (fig. 7.26).

2. Inhale para doblar los brazos (fig. 7.27). Al principio haga este movimiento pequeño.

3. Exhale para estirar los brazos.

4. Repita de seis a ocho veces.

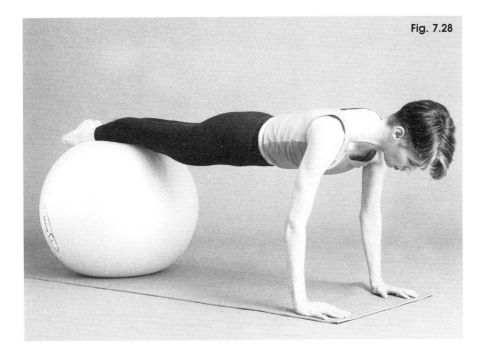

Fig. 7.28

movimiento 2 — intermedio

1. Empiece este movimiento en la misma forma que el movimiento 1, excepto que camine hacia afuera, hasta que el balón esté del otro lado de las rodillas (en lo alto de las espinillas).

2. Inhale para doblar los brazos.

3. Exhale para estirar los brazos.

4. Repita de seis a otro veces.

movimiento 3: "lagartijas" avanzadas

1. Empiece este movimiento igual que el movimiento 1, excepto que camine hacia afuera hasta que el balón esté bajo los tobillos (fig. 7.28).

2. Inhale para doblar los brazos.

3. Exhale para estirar los brazos.

4. Repita de seis a ocho veces.

5. Para agregar más intensidad al movimiento, trate de levantar una pierna a cinco centímetros del balón, luego intente una "lagartija" pequeña. Mantenga las dos piernas bien estiradas.

La pica

"La pica" es un movimiento avanzado, hecho para retar a un cuerpo ya fuerte de por sí. Los movimientos 1 y 2 son ejercicios abdominales excelentes, que trabajan la parte superior del cuerpo. Trate de mantener las piernas totalmente estiradas y conectadas, mientras intenta levantar la pelvis con los abdominales. Asegúrese de tener un espacio despejado a su alrededor en caso de que pierda el balance.

Propósito Fortalecer los brazos y los abdominales.

Advertencias •Las piernas deben permanecer muy derechos durante este movimiento avanzado. •Imagine que está suspendido de los abdominales, desde el techo, por un fuerte resorte. •Mantenga el cuerpo derecho mientras está haciendo "La pica" con los hombros abajo y en su lugar.

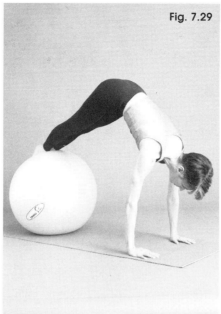

Fig. 7.29

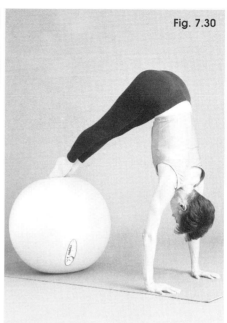

Fig. 7.30

posición inicial

Coloque las manos con las palmas hacia abajo en el piso. Camine hacia afuera, manteniendo las manos sólo un poco separadas de la distancia entre los hombros, hasta que el balón esté en las espinillas. Las manos deben estar en su lugar en el piso, a una distancia similar al ancho de los hombros. Las puntas de los dedos están paralelas al cuerpo.

movimiento 1 — intermedio

1. Conservando las piernas muy derechos, inhale para preparar.
2. Exhale para levantar la pelvis unos cuantos centímetros usando los abdominales (fig. 7.29).
3. Inhale para llegar en la posición de tabla.
4. Exhale para levantar la pelvis.
5. Repita el movimiento de tres a cinco veces.

movimiento 2 — avanzado

1. Ruede el balón hacia las espinillas o los tobillos. Asegúrese que todo el torso esté en su lugar: los glúteos y los muslos interiores conectados, la cabeza alineada con la espina y sin caerse. Inhale para preparar.
2. Exhale para levantar la pelvis tan alto como le sea posible. Use los abdominales. No permita que las piernas se doblen (fig. 7.30).
3. Inhale para bajar a la posición de tabla.
4. Exhale para levantar a "La pica". Vaya tan alto como pueda, sin perder el control.
5. Sostenga "La pica" por unos cuantos tiempos, respire normalmente.
6. Repita este movimiento de tres a cinco veces.

En esta sección usted ha trabajado muy fuerte y está listo para un algo muy especial. En el próximo capítulo aprenderá cómo usar el balón para estirar y alargar el cuerpo con seguridad. Muchos estudios revelan el poder del estiramiento, para prevenir las lesiones y revivir músculos tiesos y cansados. El balón es una de las ayudas disponibles más extraordinarias y placenteras para el estiramiento. La forma esférica del balón y su soporte inflado por aire y relajante lo inspirará, como lo ha hecho con otras personas, para hacer del estiramiento una actividad diaria.

8

El más simple de los placeres: el estiramiento

Al cuerpo se le da forma, se
le disciplina y honra, y con
el tiempo, se puede
confiar en él.
—Martha Graham

La historia de Jeff

Cuando Jeff llegó por primera vez a una clase grupal de *Pilates con balón*, dudaba que estuviera en el lugar correcto. Según él, sí lo estaba, sabía que tenía la dirección correcta. Entró a un espacioso salón escaso de mobiliario, excepto por los dieciséis grandes balones Fitball aperlados. Llevaba ropa deportiva y una camiseta, y con los pies desnudos por primera vez en mucho tiempo, rápidamente tomó un balón y ocupó su lugar cerca de la esquina posterior del salón.

Jeff tenía cincuenta años, había sido remero y se mantenía en forma lo mejor que podía, con entrenamiento de aeróbic, en salones de pesas y con ocasionales viajes a esquiar. Pero por mucho que conservara algo de su anterior fuerza, podía sentir que su cuerpo se estaba endureciendo. Él sabía que, con la edad, los músculos cortos llegarían a cambiar la posición de las articulaciones, a limitar la gama de movimiento y hasta a afectar la longitud de su paso. También sabía que una buena rutina de estiramiento evitaría la rigidez y el horrible dolor que a menudo sentía en las mañanas, pero se dio cuenta que los estiramientos que hacía en el gimnasio no eran útiles ni agradables. De hecho eran totalmente aburridos. La verdad era que a menudo pasaba apresuradamente por sus estiramientos, como si fueran una serie de tareas, forzando los músculos a "relajarse" y ordenando a su cuerpo que se relajara. Difícilmente podía sostener un simple estiramiento por unos segundos, nunca hizo caso de las tablas que sugerían que los sostuviera de 40 a 50 segundo.

Estaba muy interesado en el balón, desde que vio en la televisión que los entrenadores olímpicos habían tenido sorprendentes resultados, al utilizar los balones de ejercicio. Le intrigaba que los atletas profesionales, estuvieran usando lo que parecían ser gigantescas pelotas de playa, para fortalecerse y estirarse. Ahí fue cuando empezó a investigar.

Una de las primeras cosas que Jeff descubrió en su clase de *Pilates con balón*, fue que estirar o abrir los músculos es tan importante como acortarlos y contraerlos. Esto era casi lo opuesto a la mayoría de las secciones de levantamiento de pesas, donde había visto a hombres y mujeres levantar pesas a un lugar y luego bajarlas, como si el último movimiento fuera sólo una idea de última hora. También estaba impresionado de que la flexibilidad y los componentes de la construcción de fuerza, estuvieran a menudo incluidos en el mismo ejercicio de balón. A través de estos, estaba obteniendo mucho más estiramiento del que se hubiera imaginado.

Casi al final de la clase hicimos algunos estiramientos específicos de músculos. Jeff tuvo miedo a esta parte, temiendo lo lastimarse y que se pudiera desanimar por su rigidez. Por el contrario, estaba admirado de la forma tan cómoda y firme en que el balón podía soportar su cuerpo. Ayudado por la gravedad y la respiración, podía finalmente hacer que sus músculos se rindieran. Más tarde me dijo cómo le había gustado la forma en que había podido controlar la cantidad de estiramiento. Al hacer un pequeño ajuste en la posición del balón, aflojaría la tensión de la cadera y *hamstrings* y luego, después de unos segundos de liberación, rodar el balón un milímetro más profundamente en el estiramiento. Entre clases trabajó en casa, estirando con su balón y después de unas pocas semanas, sintió que su cuerpo se había abierto de una forma en la que nunca soñó sería posible. Sus dolores matinales disminuyeron.

Los beneficios del estiramiento

Los beneficios del estiramiento son igual de maravillosos para la gente común, que para los atletas. En el excelente libro sobre estiramiento, del Dr. Steven D. Stark, *The Stark Reality of Stretching*, se explican claramente las razones anatómicas por las que es bueno estirar, especialmente las extremidades inferiores. Con actividades tan sutiles como el sentarse o tan vigorosos como el patinaje de velocidad, los músculos se acortan con el tiempo. Es importante alargar a su mayor posición de descanso los músculos acortados, ya que los que están tensos influencian el movimiento de la espalda baja y la pelvis, y pueden causar dolor especialmente si la rigidez es asimétrica. Aún más, este tipo de músculos afecta las articulaciones que lo rodean. Con el tiempo, esto puede conducir a lesiones recurrentes, mala postura y dolor. A lo que aspiramos cuando nos estiramos, es a tener balance muscular y longitud en todos los grupos de músculos. Además, un estiramiento regular promoverá las circulación, incrementará la gamma de movilidad y hará que el cuerpo se sienta más relajado.

Además de los beneficios al público en general, el Dr. Stark está convencido de que estirar ayuda a los atletas en gran manera. Si no hacen fielmente un estiramiento antes de su actuación atlética, nunca lograrán todo su

¿ya abrazó su balón el día de hoy?

Tocar es la primera sensación para desarrollarse dentro del seno materno. La cualidad única del balón de ser inflado por aire, así como su forma esférica, ayudan a volver a despertar el sentido del tacto y nos pone otra vez en contacto con nuestros cuerpos.

En algunas culturas, el conocimiento por medio del tacto es tan importante como la percepción visual. Mientras se equilibra, desliza, suspende y explora con su balón, usted toma conciencia de la forma en que se siente la esfera contra su cuerpo. "A menudo, tocar es el primer sentido que prende el fuego y el último en extinguirse", escribe Frederich Sachs, "mucho después de que nuestros ojos nos han traicionado, nuestras manos permanecen fieles al mundo".

potencial en los deportes. Los músculos tienen el mayor poder, cuando sus fibras individuales están en su longitud más larga durante la contracción. Muchos atletas tienen demasiada fuerza, que no está balanceada por suficientes y apropiados estiramientos. La fuerza y la masa muscular usualmente coinciden con la rigidez. Los atletas pueden estar listos a su manera, cuando se trata de estirarse. A menudo, los más fuertes jugadores de hockey o de levantamiento de pesas con los que he trabajado, tienen cuerpos más rígidos y son menos ágiles, por mucho, que sus compañeros de equipo que han tomado clases de baile o de estiramiento. Sin el adecuado programa implementado de estiramiento, los atletas son vulnerables a las lesiones y pueden sufrir crónicamente por el dolor de rodillas, caderas y espalda.

Aunque no seamos atletas, el estiramiento debe volverse nuestra segunda naturaleza. Igual que un gato que constantemente estira sus extremidades y flexiona su columna, nosotros deberíamos estirar para liberar la columna vertebral, relajar los músculos y prevenir problemas al envejecer. Se dice que Joseph Pilates habría estudiado los movimientos de los animales, supo que la simetría y el alargamiento de los músculos eran tan importantes para el mantenimiento del cuerpo como el únicamente desarrollar fuerza. Uno de los aspectos maravillosos de su método, es la manera en que muchos de los ejercicios tienen integrados a los mismos componentes, de estiramientos y fortaleza.

Cuando se trata de una herramienta para estirar, el balón no tiene igual. Los estiramientos en él son totales y soberbios. Cuando se utiliza el jalón de la gravedad para maximizar el beneficio, la elegante línea esférica del balón abre el cuerpo, ayuda a enfocarse en la parte de él que está estirando y le permite ponerse en contacto con el lugar donde está haciendo presión. Además la cualidad del balón de ser inflado por aire, soporta con seguridad y relaja el cuerpo, para que los músculos involucrados se liberen y alarguen en lugar de tensarse involuntariamente mientras intenta mantener el cuerpo derecho.

En los estiramientos con balón no se tratan sólo de qué tan lejos se llegue, ni de forzar el cuerpo a recuperar la posición que tan fácilmente lograba cuando era joven. Estos estiramientos son solitarios, agradables y relajantes, y se ajustan totalmente a la persona. Estirar es también un gran destructor de estrés: relaja su mente, mientras entona la estructura de su cuerpo y el desequilibrio muscular.

Los pormenores de los estiramientos seguros

El balón le ayudará a estirarse segura y efectivamente, aunque sólo haga los estiramientos que se muestran en este capítulo. Sin embargo, ya sea usted un atleta que está próximo a participar en un evento competitivo o un principiante que prueba los estiramientos con balón por primera vez, es importante que caliente antes de comenzar, pero nunca use los ejercicio de estiramiento, para hacerlo. El trabajo de tapete, brazos y pies, de *Pilates con balón* es una magnífica manera de calentar los músculos, pero si no está empezando con aquellos ejercicios, asegúrese de caminar por diez minutos o hacer algunos movimientos suaves de aeróbic, para calentar el cuerpo. Un balanceo suave en el balón, agregando movimientos de brazos, también trabajará para conseguir que la sangre fluya a los músculos. Estirarse cuando está frío o en una forma equivocada, puede contribuir con los problemas ya existentes y hasta romper o presionar demasiado las fibras de los músculos, ligamentos y articulaciones.

La clave para un estiramiento efectivo, es estar muy presente durante su ejecución y además consciente de qué músculos se van a estirar. Empiece con los movimientos fáciles, hasta el punto en que sienta una ligera tensión. Siéntase a gusto en su estiramiento. Cada uno de ellos es una oración para su cuerpo: no lo obligue ni juzgue. Use la respiración para ayudarse. Mantenga cada estiramiento por lo menos 30 segundos, si es posible. Si se detiene de improviso en una posición severa, se activará un mecanismo de protección y le dirá al cuerpo que se tense para protegerse. Por eso estamos preparando el cuerpo, lenta y suavemente, para el estiramiento con movimientos milimétricos a la vez. La sensación de tensión leve debe permanecer constante y no intensificarse repentinamente. Tenga cuidado de impedir que las demás partes del cuerpo se tensen.

Los siguientes estiramientos básicos son seguros y efectivos porque si se hacen de forma apropiada, el cuerpo estará totalmente soportado en ellos y los músculos no lucharán, involuntariamente, para estabilizar el cuerpo contra la gravedad. Estos estiramientos básicos aíslan un músculo mayor o un grupo de músculos. El Dr. Stark sostiene que los de un solo músculo son los más seguros que se pueden hacer y mis estiramientos básicos con balón, están seleccionados con el mecanismo de alargamiento en mente. Además, estos movimientos están diseñados para evitar poner la espalda baja en una posición peligrosa, cuando pudiera existir presión en la pelvis, los ligamentos de la espina o en el nervio ciático. Casi al final del capítulo hay unos cuantos estiramientos avanzados que pueden estirar más de un grupo de músculos o parte del cuerpo que debe trabajar para estabilizar o mantenerlo derecho. Este nivel de estiramiento es para los que tienen una buena condición y son flexibles.

Los ejercicios de estiramiento

Los siguientes estiramientos de *Pilates con balón* están dirigidos a usted. Pero antes de que se deslice en ellos, tome nota de unos cuantos puntos que hay que cuidar y que se han probado con el tiempo.

- No forzar el estiramiento.
- Nunca rebote hacia él ni salga de golpe.
- Trate de quitar la tensión de otras partes del cuerpo.
- Esté consciente de su alineación durante el estiramiento.
- No está compitiendo. Ajuste cada alargamiento para que se acomode a *su* cuerpo. Es mejor estirarse de menos que de más.
- Use la exhalación para entrar más profunda y lentamente en el estiramiento.

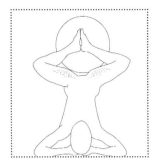

anatomía con el balón: los músculos de la ingle

La principal función de los músculos de la ingle es la aducción de la cadera, o sea el movimiento de ésta hacia el frente del cuerpo en el plano frontal. Estos músculos que se localizan en los muslos internos, ayudan a estabilizar el fémur y a conectarlo con la pelvis. Los músculos de la ingle se pueden desgarrar con facilidad, si no se calientan o estiran apropiadamente.

Estiramiento de rana

El siguiente ejercicio es un estiramiento cómodo y relajante, que es mejor realizarlo con los pies desnudos, para que no se resbalen del balón. El tapete soporta la espalda y no hay estrés en los ligamentos de la espalda baja ni en la pelvis. Usted está intentando estirar los muslos internos o aductores. Si estos músculos no se estiran regularmente, jalan la pelvis y la espalda baja. Algunas personas hasta pueden sentir un estiramiento en los pies y tobillo cuando realizan "La rana".

Propósito Estirar los muslos interiores.

Advertencias •Se deberá sentir tensión en el centro del músculo de la ingle y no más arriba en la ingle (en el tendón). •Haga el estiramiento por el tiempo en el que se sienta cómodo.

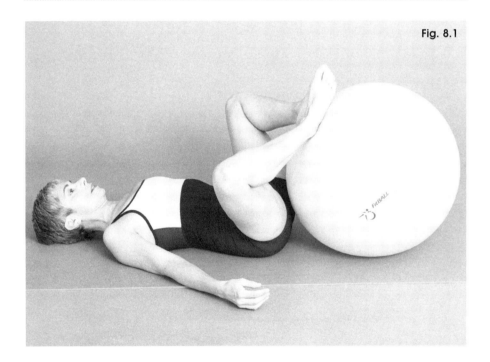

Fig. 8.1

posición inicial

Recuéstese de espalda, con las plantas de los pies juntas y descansando en el balón. Permita que las rodillas se abran suavemente hacia los lados, en una posición similar a la de las ancas de las ranas (fig. 8.1).

movimiento

1. Descanse las manos en los muslos internos y procure no forzar hacia abajo las rodillas.
2. Relájese. Permita que la gravedad abra fácilmente los muslos internos.
3. Con el tiempo usted podrá llevar los pies suavemente muy poco a poco, más cerca del área de la ingle.
4. Quédese en este estiramiento por todo el tiempo que quiera.

Estiramiento de los hamstrings

Hay tres músculos que corren hacia abajo por la parte trasera del muslo, que conforman los *hamstrings*. Estos músculos se extienden desde los huesos "de asiento" hacia el interior y el exterior de la rodilla. No se estiran detrás de ella, por lo tanto usted no debería sentir este estiramiento en la parte de atrás de la rodilla. Si siente presión en este lugar, mantenga la rodilla ligeramente doblada. *Hamstrings* rígidos causan una mala postura, dolor de espalda baja y problemas.

Propósito Estirar los *hamstrings*.

Advertencias •En los tres movimientos el coxis debería permanecer sobre el tapete. •En los movimientos 1 y 2 concéntrese en el cuello al estirar. Evite arquear la espalda o acortar el cuello. Deje caer la barbilla suavemente, como si tuviera una pelota de tenis en la garganta o coloque una almohada delgada bajo la cabeza. •En el movimiento 3 esté consciente de que si agarra los dedos de los pies o flexiona el dorso de estos últimos, hará el estiramiento más intenso, porque también involucra al músculo de la pantorrilla.

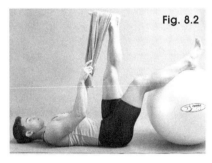

Fig. 8.2

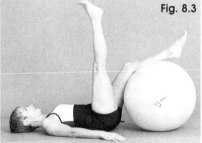

Fig. 8.3

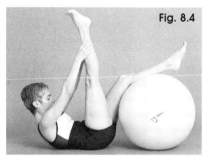

Fig. 8.4

posición inicial

Recuéstese de espalda, con la parte trasera de las pantorrillas descansando sobre el balón.

movimiento 1: con una toalla o una mascada

1. Aviente una toalla alrededor d"El arco" del pie izquierdo. Mantenga el coxis arqueado en el tapete y lentamente estire esta pierna hacia el aire (fig. 8.2).
2. Quédese en la posición por 30 ó 50 segundos. Respire normalmente.
3. Regrese la pierna al balón y cambie de lado.

movimiento 2: sin toalla

1. Levante una pierna fuera del balón, llevándola lo más derecha posible. Puede relajar la parte trasera de la rodilla. Intente mantener el coxis en el tapete (fig. 8.3).
2. Mantenga la posición de 5 a 20 segundos. Respire de forma natural.
3. Baje la pierna al balón y cambie de lado.

movimiento 3 — intermedio

1. Tome por atrás el muslo con las dos manos.
2. Inhale para preparar.
3. Exhale para deslizar las manos hacia arriba por atrás de la pierna (fig. 8.4).
4. Inhale cuando esté arriba, llevando las manos hacia los dedos de los pies, evitando levantar los hombros.
5. Exhale para bajar las manos por la parte posterior de la pierna.
6. Repita tres veces con cada pierna.

Estiramiento de cadera

Usted puede pasar directamente del Estiramiento de los *hamstrings* al de cadera. Los rotatorios de cadera son seis músculos pequeños, que cruzan por atrás de la pelvis, y son los responsables de voltear el muslo hacia fuera. El glúteo mayor es el músculo largo de las nalgas. El balón es una gran ayuda para este estiramiento tradicional, porque no se necesita usar las manos para jalar las piernas lo más cerca posible del cuerpo.

Propósito Estirar el glúteo mayor y los músculos rotatorios externos de cadera.

Advertencias •No separe la parte superior del cuerpo ni la cabeza, del tapete.
•Descanse la parte trasera de la pelvis uniformemente en el tapete.

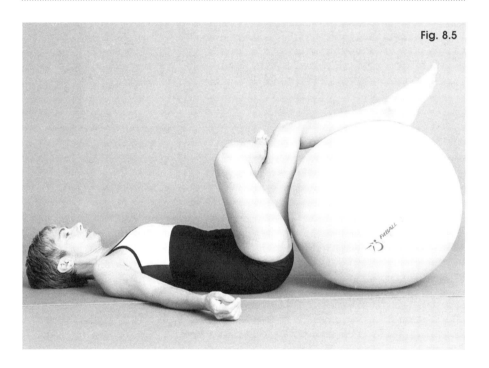

Fig. 8.5

posición inicial

Recuéstese de espalda con la parte de atrás de las piernas descansando en el balón.

movimiento

1. Permita que el pie izquierdo ruede el balón derecho hacia fuera y lejos del cuerpo.
2. Cruce el pie derecho sobre el muslo izquierdo; no debe de hacer tensión en los músculos de la cadera.
3. Presione el talón izquierdo en el balón, doble la rodilla izquierda y lentamente jale el balón hacia su cuerpo, manteniendo la rodilla derecha abierta (fig. 8.5). Deténgase cuando sienta tensión en los músculos profundos de cadera y en la parte trasera del glúteo derecho.
4. Ruede el balón de regreso para liberar la tensión y luego lentamente vuelva a llevarlo hacia adentro.
5. Haga tres estiramientos de cada lado, sosteniendo cada uno de 30 a 60 segundos.

Estiramiento de cuello

Mientras está recostado en el tapete, estire la nuca. Este es un lugar donde mucha gente retiene una gran cantidad de tensión. No olvide respirar profundamente durante éste y todos los demás estiramientos.

Propósito Estirar la espina superior y el cuello.

Advertencias •No estire demasiado el área del cuello.

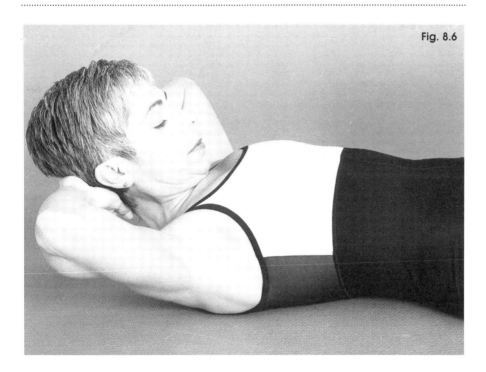

Fig. 8.6

posición inicial

1. Recuéstese de espalda, con la parte de atrás de las dos pantorrillas descansando en el balón. Suavemente tómese de las manos atrás de la cabeza y descánselas en el tapete.
2. Abra ampliamente los brazos y sienta la apertura de los omóplatos.

movimiento 1

1. Al exhalar y sin subir demasiado alto, lentamente jale la cabeza hacia delante, usando los músculos de los brazos (fig. 8.6). Quédese en esta posición de 5 a 8 segundos y luego relaje la cabeza en el tapete.

2. Repita de tres a cinco veces.

movimiento 2

1. Con suavidad jale la cabeza hacia la rodilla derecha, sin mover la rodilla hacia la cabeza. Sostenga la posición por 6 segundos y relaje la cabeza en el tapete, luego jálela a la rodilla izquierda.
2. Repita dos veces de cada lado.

movimiento 3

Sin levantar la cabeza del tapete, ruede la barbilla despacio, de un hombro al otro.

113

La concha

Evite esta postura si tiene problemas de rodilla. El movimiento 2 aislará un brazo y luego el otro. Evite el movimiento 3 si es propenso a marearse o si sufre de dolor de espalda baja. Mientras hace "La concha", practique enviar la respiración hacia atrás de la caja torácica. Si es necesario, coloque un cojín bajo los tobillos o entre los glúteos y rodillas para estar más cómodo.

Propósito Estirar la parte alta y baja de la espalda, los hombros y el músculo *latissimus dorsi*.

Advertencias. •No presione. Si el estiramiento se vuelve muy intenso en los brazos superiores, suelte el balón y relaje las manos y brazos frente usted en el tapete.

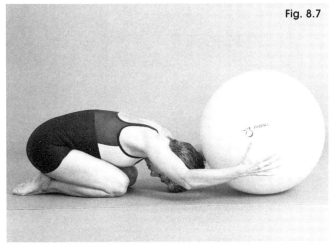
Fig. 8.7

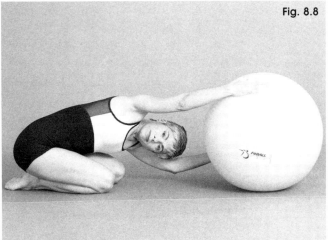
Fig. 8.8

posición inicial

Arrodíllese frente al balón.

movimiento 1

1. Lentamente ruede el balón lejos de usted, al mismo tiempo que se agacha para que la parte trasera de los muslos se acerque a los glúteos. Si es posible, conserve las manos a los lados del balón. Libere la cabeza entre los brazos (fig. 8.7).
2. Mantenga esta posición hasta que ya no le sea cómoda.

movimiento 2

1. Estire un brazo a la vez, dejando una mano en el balón y la otra en el tapete frente a usted.
2. Ruede el balón suavemente de un lado al otro para intensificar el estiramiento.
3. Repita dos veces con cada brazo.

movimiento 3 — mientras se está meciendo

Con las manos a los lados del balón, ruédelo de un lado al otro, rotando el cuerpo y levantando la parte superior de éste para ver por debajo del brazo (fig. 8.8).

Estiramientos laterales

Desde "La concha", ruede el balón a un lado del cuerpo y colóquelo en posición para los estiramientos laterales. Este es, tanto un ejercicio de respiración como uno de estiramiento. Al inhalar, recuerde mandar la respiración a un lado de la parte trasera de la caja torácica. Si tiene problemas de rodillas, empuje el peso hacia la pierna que está extendida para quitarlo de la rodilla. Si siente alguna presión en el cuello, sostenga la parte de atrás de la cabeza en las manos.

Propósito Estirar el lado del cuerpo.

Advertencias •Tenga cuidado con todos estos tres Estiramientos Laterales, especialmente con el movimiento 3, si tiene dolor de espalda baja. •En este último, sólo llegue tan lejos como le sea confortable. Sostenga la nuca con la mano si es necesario. •No se mueva demasiado rápido entre los tres movimientos; puede ser que se llegue a marear ocasionalmente.

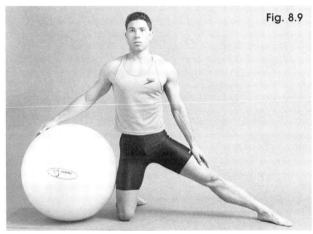

Fig. 8.9

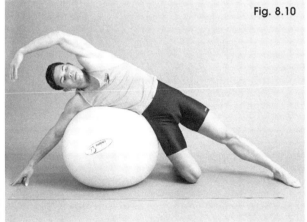

Fig. 8.10

posición inicial

Arrodíllese derecho junto al balón. Éste se encuentra a su derecha y la pierna izquierda está estirada hacia fuera de lado (fig. 8.9). Mantenga el balón lo más cerca posible del costado de su cuerpo.

movimiento 1: estiramiento lateral

1. Inhale para preparar y exhale para girar con suavidad su cuerpo a la derecha, para que el costado quede totalmente soportado por el balón. Estire el brazo izquierdo sobre la oreja izquierda y relaje el cuello (fig. 8.10).
2. Tome unas cuantas respiraciones completas y suaves.

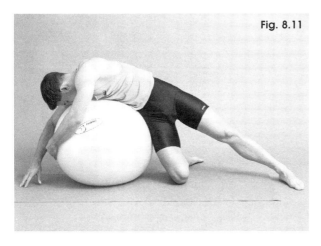

Fig. 8.11

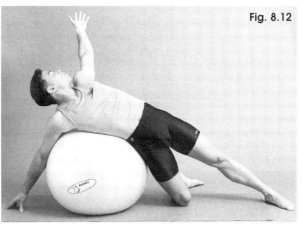

Fig. 8.12

movimiento 3: pecho hacia arriba

1. Inhale y exhale para levantar el pecho fuera del balón, haga la posición de estiramiento lateral y abra el pecho hacia arriba (fig. 8.12).
2. Tome unas cuantas respiraciones y luego repita los movimientos 1, 2 y 3.
3. Cambie de lado rodando el balón frente usted.

movimiento 2: estiramientos hacia delante

1. Inhale y exhale para dejar caer el pecho y la cara en el balón. Deseará sostener el balón con la mano izquierda ahuecada (fig. 8.11).
2. Tome unas pocas respiraciones. La nuca debe estar totalmente relajada.

Estiramiento de psoas

El siguiente ejercicio es un estiramiento excelente para la flexibilidad de la cadera, porque estira el poderoso músculo flexor de cadera, el cual levanta las piernas hacia el tronco. Lleve el peso hacia el balón, pero trate de no colapsarse sobre el mismo.

Propósito Estirar los músculos psoas e iliaco que están frente a la cadera.

Advertencia •No ponga la rodilla más delante del tobillo.

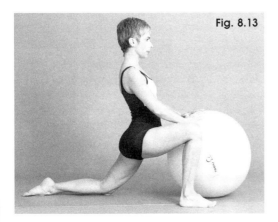

Fig. 8.13

posición inicial

Arrodíllese frente el balón. Coloque las manos en la parte de arriba del balón.

movimiento 1 — básico

1. Lleve el pie derecho hacia delante y extienda el izquierdo hacia fuera y atrás de usted, la rodilla descansa en el tapete.
2. Permita que ruede el balón hacia delante para crear un estiramiento suave frente a la cadera izquierda. Asegúrese que la rodilla de la pierna que está enfrente, se encuentre directamente sobre el tobillo (fig. 8.13).
3. Sostenga de 20 a 30 segundos, usando el balón para balancear. Ruede el balón hacia usted y cambie de lado para estirar las dos piernas.

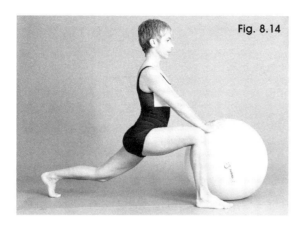

Fig. 8.14

movimiento 2 —
intermedio

1. Póngase en la misma posición del movimiento 1.
2. Flexione los dedos de los pies de la pierna que está atrás, y estire y levante la rodilla (fig. 8.14). Sostenga la posición de 20 a 30 segundos.
3. Ruede el balón hacia usted y cambie de lado.

Estiramiento de hombros

El espacio entre los omóplatos y la parte superior de los brazos, es un área de tensión extrema. Siéntese en su balón para hacer estos estiramientos, pero es importante que sepa que los puede practicar, cada vez que su cuerpo reclame un estiramiento profundo y rejuvenecedor.

Propósito Estirar los brazos, los hombros y la espalda alta.

Advertencias •Mantenga la respiración lenta y profunda. •Haga estiramientos cómodos y sin dolor.

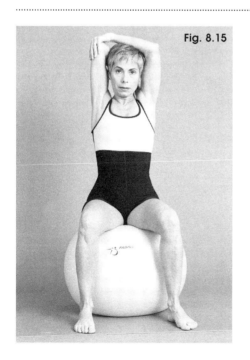

Fig. 8.15

posición inicial

Siéntese derecho en el balón, los pies paralelos y separados a una distancia similar a la de los hombros.

movimiento 1: encoger los hombros

1. Levante la parte superior de los hombros hacia las orejas. Sostenga por 5 segundos y déjelos caer.
2. Repita tres veces.

movimiento 2: brazos sobre la cabeza

1. Levante ambos brazos sobre la cabeza y sostenga el codo de un brazo con la mano del otro (fig. 8.15).
2. Con suavidad jale el codo al lado. Sostenga de 10 a 20 segundos.
3. Estire de ambos lados.

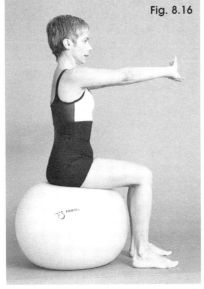

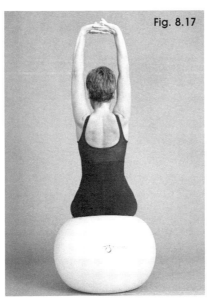

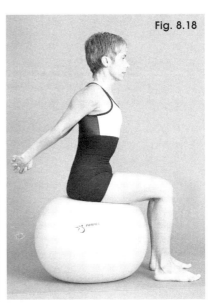

movimiento 3: dedos entrelazados.

1. Cruce los dedos y levante los brazos frente al cuerpo, con las palmas hacia fuera (fig. 8.16).

2. Cruce los dedos y levante los brazos sobre la cabeza, con las palmas hacia arriba (fig. 8.17).

3. Cruce los dedos y estire los brazos atrás del cuerpo, con las palmas una frente a la otra (fig. 8.18).
4. Sostenga cada estiramiento por 30 segundos.

El arco

Nos pasamos mucho tiempo arqueados sobre computadoras y volantes del auto. Nuestras espinas dorsales, y corazones, han olvidado cómo efectuar con seguridad la flexión hacia atrás, que hacíamos de niños. Nada lo hará sentirse tan refrescado y energizado como "El arco" soportado. Los abdominales están estirados, los músculos de las costillas se estiran y abren, y los órganos internos se abren y liberan. El balón le da un estiramiento en la región de la caja torácica o en la espalda superior y no sólo en la baja. Para mantener el balance, permita que los dedos de las manos toquen el piso o una silla.

"El arco" es muy avanzado, pero usted puede empezar con "La tabla", que es una pequeña versión de aquel, que le dará muchos de sus mismos beneficios. En "La tabla" los pequeños músculos de la espalda trabajan para mantenerlo derecho. En "El arco" estos músculos se contraen y estiran. Para salir del "Arco" o de "La tabla", ponga las manos atrás de la cabeza e inmediatamente después levántela, la barbilla hacia el pecho.

Propósito Estirar la espina dorsal y el torso. El movimiento 2 también es un estiramiento de cuadriceps o de muslos.

Advertencias •Asegúrese de que ha calentado bien antes de intentar estos movimientos. •Las caderas permanecen levantadas en el Estiramiento de cuadriceps. •El cuello no debe extenderse demasiado, el balón lo debe de soportar en todo momento. •Si usa el cabello largo, asegúrese de que no se atore bajo el balón. •Si cambia muy rápido al "Arco" puede sentir mareos.

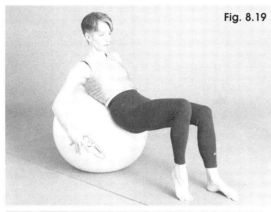

Fig. 8.19

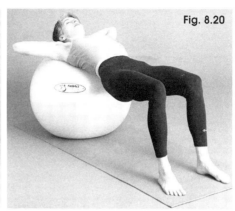

Fig. 8.20

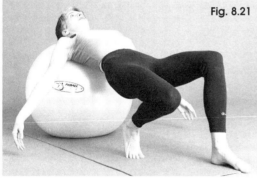

Fig. 8.21

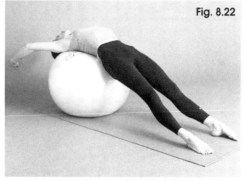

Fig. 8.22

posición inicial

Siéntese en el centro de su balón.

movimiento 1: la tabla

1. Camine lentamente hacia delante frente a usted. El balón rodará bajo usted (fig. 8.19). Camine hasta que la nuca y la cabeza estén totalmente soportadas por el balón.

2. Con suavidad levante los glúteos, para mantener las caderas en línea con las rodillas y hombros (fig. 8.20).

3. Abra los brazos a los lados para formar una T. Permanezca aquí y respire por unos cuantos tiempos.

movimiento 2: con estiramiento de cuadriceps — intermedio

1. Entre en "La tabla" con la cabeza y la nuca totalmente soportadas por el balón.

2. Suavemente levante los glúteos, para mantener las caderas en línea con las rodillas y hombros. Toque el piso con los dedos de las manos para ayudar al equilibrio.

3. Mueva un pie cerca del balón. Mantenga la cadera y el tobillo levantados y permita que la rodilla caiga (fig. 8.21). Sostenga la posición por 20 segundos.

4. Cambie de pierna y repita.

movimiento 3: "El arco" — intermedio

1. Para un estiramiento más dinámico, lleve los brazos sobre la cabeza, y empújese hacia los pies para arquear el cuerpo sobre el balón (fig. 8.22).

2. Aumente círculos lentos, totales y graciosos con los brazos, en una dirección y luego en la otra.

3. Intente quitarse un suéter imaginario.

Posición en cuclillas

Ponerse en cuclillas es más fácil para el cuerpo, que estar de pie y en muchas culturas se aconseja como una posición de relajación o de trabajo. La "Posición en cuclillas" es excelente para la buena postura; automáticamente coloca el cuerpo en buena alineación y quita presión de la espalda baja. Trate de salir del "Arco" y hundirse directamente en la "Posición en cuclillas".

Propósito Relajar la espalda y estirar las caderas, las ingles profundas y los tendones de Aquiles. Sostener la "Posición en cuclillas", estirará los tobillos y los pies.

Advertencias •Tome precauciones en este ejercicio, si tiene problemas de rodillas. •Las rodillas deberán estar alineadas con los dedos de los pies pero que no sobresalgan. Mueva los pies hacia fuera si es necesario.

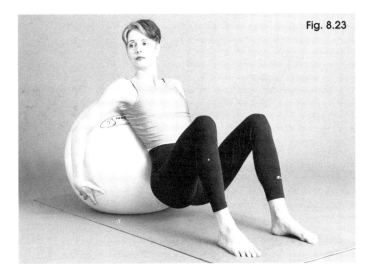

Fig. 8.23

posición inicial
Siéntese en el centro del balón.

movimiento

1. Camine hacia fuera y luego doble las caderas y rodillas para hundirse hacia abajo. Los pies están separados, a una distancia igual a la de los hombros, planos y apuntando hacia delante, los talones abajo. Asegúrese de distribuir equitativamente su peso en ambos pies. Los glúteos estarán a 5 ó 7.5 centímetros del piso (fig. 8.23).
2. Colúmpiese hacia arriba y abajo, si lo desea, para dar un masaje a la espalda.
3. Respire profundamente hacia el estómago y la pelvis, y mantenga la "Posición en cuclillas" todo el tiempo que pueda.

Muchos de los estiramientos con balón, lo regresarán a las posiciones que usted hacía sin ningún esfuerzo cuando era niño. El balón trae estas posiciones al alcance de casi todos. En el siguiente capítulo aprenderá a rebotar en el balón y sus beneficios. Esto es un evocación de los juegos infantiles de la mayoría de las culturas. Se juega en grupos o solo. Los ejercicios cardiovasculares seguros y fáciles que se transfieren al balón, son un remedio efectivo para el estrés y la fatiga. Realzan el acondicionamiento del corazón y los pulmones.

9
Manejo del estrés y ejercicios cardiovasculares

La historia de Roseanne

"Es increíble que yo esté parada frente a ti", me dijo Roseanne, peinando un mechón de cabello color miel hacia atrás de sus ojos grises. "El año pasado, por estas fechas, no podía ni pasar el cepillo por mi cabello, no me importaba salir de la cama".

Roseanne y yo tomamos al mismo tiempo el entrenamiento para obtener el certificado de maestros Pilates. Ella había volado a Toronto desde los estados de medio oeste, para certificarse con Moira Stott. Yo había eliminado de mi vida todas las demás obligaciones para hacer lo mismo. Roseanne y yo anduvimos juntas por un tiempo. Compartimos conocimientos de anatomía y trabajamos juntas en el maravilloso equipo Pilates; además compartimos nuestras historias.

Ella estaba un poco bronceada, con el cabello rubio. Tenía una clase de belleza natural que hacía a la gente voltear a verla. También tenía uno de los cuerpos más musculoso que yo haya visto en una mujer. Era un cuerpo impresionantemente escultural, no con los músculos largos y sin grasa asociados con Pilates, sino con músculos bien definidos y voluminosos, que sólo se pueden adquirir con horas y horas de un entrenamiento especializado con pesas pesadas. ¿Quién hubiera pensado que la fibromialgia pudiera haber golpeado su cuerpo de forma tal?

Ella describió los síntomas: "Al principio era como si tuviera un severo ataque de gripa, que me duró por meses. No podía dormir. Mis huesos y articulaciones estaban tan tiesos y sensibles, que el dolor de cuello y hombros me mantenía despierta toda la noche. Ignoré los síntomas y seguí adelante, pero luego me puse peor". Me miró, acabábamos de terminar el "Cien", una rúbrica Pilates que es un ejercicio de abdominales Pilates de calentamiento, que hace que la sangre circule de la cabeza a los pies. Las mejillas de Roseanne estaban sonrojadas. "Imposible ir a trabajar en ese momento", continuó. "Me llevó toda la mañana levantarme de la cama y, en serio, cuando lo hice no pude caminar por el cuarto. Era como si alguien me desconectara".

Antes de que se hubiera pulverizado en un estado agotador, postrada en cama, había dedicado diez años a satisfacer sus dos pasiones: el trabajo y ser una perfeccionista. Roseanne narró una carrera en ventas en la que al principio le iba muy bien. Esto significó largas horas durante el día y a menudo llevarse trabajo a casa en las noches. Muchos de sus fines de semana eran usados para exprimirse en viajes de negocios. "Fue un tiempo difícil", me dijo. Trabajaba para una empresa pequeña; todos tenían una participación en el negocio y estaban ganando mucho dinero. Ella perdió una relación importante, por su necesidad de instalar un fax en la casa donde pasaban sus vacaciones y dejó que aquel hombre se fuera sin siquiera voltear a verlo.

Antes de que se enfermara, pasó todo su tiempo libre en el gimnasio agotando a su cuerpo con pesas de muchos kilos. Dar forma a su cuerpo era una de las cosas en las que tenía el control. También era una manera de tener poder sobre la forma en que los demás la percibían. "Mucho en mi vida tenía que ver con ganar", me dijo. "Y con ser perfecta".

Yo asentí en silencio. ¿Cuántas empresas había yo aceptado con la voz de "perfeccionismo", respirando bajo mi garganta? Su búsqueda es un vicio que muchos de nosotros llevamos muy grabado. Este espacio autodestructivo y obsesivo de la mente, acosa a los atribulados a cada paso. Roseanne era más inteligente que la mayoría. Después de que se enfermó, no sólo se alejó para siempre del extremadamente lucrativo, pero despiadado trabajo, sino que encontró a un talentoso terapeuta que consiguió que ella se enfocara en las tensiones externas y en las internas que quebraban su cuerpo. El terapeuta estaba convencido de que entender los dos niveles era esencial para la recuperación de Roseanne. Ahora, en el programa de certificación, cada vez que la felicitaban por sus habilidades para enseñar o por su fino cuerpo, evitaba identificarse demasiado con el cumplido. Para ella, la tensión equilibrada se volvió un proceso de búsqueda en la basura emocional que llevaba dentro, sin enfocarse sólo en las presiones exteriores más obvias.

Roseanne me dijo que lo primero que hizo cuando regresó a casa después de certificarse, fue quitar todos los espejos de su estudio Pilates. Se me hizo algo increíble. Me mandó un correo electrónico: "quiero ser guiada desde el interior y no del exterior".

El estrés

El estrés es el mecanismo de supervivencia del cuerpo, contra lo que percibe como peligro. Este "peligro" puede ser cualquier cosa que ponga presión en un individuo ya sea física o emocionalmente. Las tensiones más obvias vienen del exterior: un cambio de trabajo o la situación conyugal, una enfermedad o problemas financieros. Las tensiones más ocultas subsisten enterradas más profundamente.

El enojo y la ansiedad son generalmente provocados por el estrés y debido a que todos tenemos la tendencia a reprimir las emociones desagradables y dolorosas, éstas se acumulan. Pueden vivir por mucho tiempo sepultadas en el subconsciente. Roseanne pensaba que sobrellevaba bien el estrés de su trabajo de ventas. Me dijo esto más de una vez: su familia y ella se sentían muy orgullosos, porque estaba a la altura y se había convertido en el miembro más trabajador y sumamente responsable de la familia. Era muy buena en mantener una máscara en las juntas de negocios y esconder el enojo y la frustración por la cantidad de trabajo que le daban.

Investigadores por encuestas han empezado a documentar lo que la gente ha sospechado siempre: las vidas estresadas en realidad disparan una cadena bioquímica de eventos que afecta el cuerpo. Debido a que el estrés crónico puede comprometer el sistema inmunológico del cuerpo y conducir a serias enfermedades, más y más planes de salud están cubriendo visitas a clínicas de masajes y de relajación.

En el capítulo 2 discutimos como los "respiros" o posturas de relajación están construidos en el trabajo de *Pilates con balón* como deberían estar en nuestras vidas comunes. Pero hay otros métodos para manejar el estrés, nuestro desgaste y humor interno que están perpetuamente cambiando.

Una visita a una clínica de relajación y otros liberadores de estrés

Recuerdo mi primera visita a una clínica de relajación. Me acababa de mudar a Toronto, una ciudad grande donde no conocía a nadie, después de vivir por casi trece años fuera de Canadá. Cuando llegué a esa clínica llevaba conmigo cierto cinismo, un profundo resentimiento que creía que nunca podría ser disuelto o liberado. Había pasado los últimos años en África y aunque no había ni siquiera empezado a integrar aquella experiencia, mi mundo había cambiado por completo. Aquí estaba yo recostada, totalmente cubierta por mantas, sobre una tabla-cama al lado de quince personas más, mientras la música de "New Age" sonaba encima de nosotros. Nos dijeron que visualizáramos el sol y las olas, y yo pensé en la pobreza y el apartheid. También nos dijeron que imagináramos que nuestros cuerpos se disolvían en la arena y mi cuerpo me dolía por la gente que me había conmovido en lo profundo y a quienes nunca volvería a ver. Me sentí sola en aquella tabla-mesa, y a pesar de la manta, estaba totalmente fría. ¿Era un error regresar a Canadá? ¿Fue un error haberme ido?

Al pasar las semanas, Dorothy Madgett, una terapeuta invidente que tenía una voz agradable, nos urgió para enfocarnos en nuestra respiración, cuando

la depresión y el ejercicio

Hacer ejercicio regularmente es un efectivo antídoto para los muchos estragos del estrés, pero últimamente se le ha ligado con el control de la depresión.

El año pasado, la Universidad Duke reclutó a un grupo de hombres y mujeres que sufrían una seria depresión y encontraron que para algunas personas, el ejercicio tenía el mismo efecto que las drogas. "El ejercicio es una alternativa viable a las drogas", dijo el investigador líder James Blumenthal. "No puede ser para todos, pero si un paciente está motivado, la oportunidad de vencer a la depresión (a través del ejercicio) de hecho, puede ser mejor".

se movía hacia dentro y fuera de nuestro cuerpo. Luego nos llevó por una visualización guiada, donde liberamos una parte del cuerpo a la vez. El toque de sus manos en mi nuca duró sólo unos segundos, pero aún recuerdo qué tan dulcemente penetró en mi cuerpo. También recuerdo la sorprendente liberación de su "terapia de risa". Mi irritación por la jerga del "New Age" y por los extraños desapareció. Asistí a esa clínica semanalmente durante cuatro meses y con el tiempo pude reemplazar las imágenes de ansiedad y depresión, por paz y tranquilidad. Tuve la visión de que haber regresado a casa, había sido la decisión correcta.

Nuestras reacciones están unidas a nuestros pensamientos. Lo que hacemos al visualizar una hermosa playa u otra escena agradable, es liberar el cuerpo. Los momentos instantáneos regresan a nosotros y nos recuerdan qué tan hermosas son nuestras vidas. Al lograr poner distancia, perdonamos y olvidamos. Las clínicas de relajación también enseñan ejercicios de cama, movimientos simples para hacer en la cama, cuando se tienen ataques de insomnio y la mente se encuentra dando vueltas en millones de direcciones.

El masaje es una excelente medicina preventiva, que he disfrutado muchas veces en mi vida. Se sabe que es muy efectivo para liberar el cuerpo de la tensión física y emocional. También es magnífico para incrementar la circulación y estimular el sistema linfático de drenaje. El Shiatsu, que está basado en la acupuntura china de meridianos,[3] es una forma de masaje japonés donde las yemas de los pulgares se aplican sobre el cuerpo, en varios puntos de presión. Es un trabajo muy profundo, que a quienes empiezan puede tomar unas cuantas sesiones para percibir su poder. La reflexología es un tratamiento que involucra toques de puntos de presión para las manos y pies y algunas partes de estos corresponden a órganos internos de otras áreas del cuerpo. Como la terapia Shiatsu, la reflexología estimula estos órganos para promover la salud y limpiar los bloqueos de energía.

La meditación es un viaje que su mente realiza hacia la serenidad. Para la mayoría, ésta puede convertirse una jornada penosa, debido a que a menudo se nos hace difícil sólo sentarnos y ser. Un buen curso sobre meditación lo instruirá en cómo explorar sus complejidades y experimentar sus beneficios. Le enseña a vaciar su mente, no sólo de las fechas límites y las listas de compras, sino también de los juicios, conflictos, tensiones y miedos, así cómo a simplemente experimentar el momento presente.

La respiración es la clave en todas estas terapias. También es crucial en la mayoría de los métodos de ejercicios de mente/cuerpo. Una respiración lenta y tranquila nos calma y concentra la mente. Retenemos tensión en nuestros cuerpos de diferentes formas; una respiración profunda puede hacer que nos demos cuenta del lugar donde la estamos acumulando. También enfoca la mente hacia el interior. Uno de los más dramáticos aspectos del ejercicio mente/cuerpo, es cómo usted puede llegar a una clase en un total estado de agitación y que después, no le importe el mundo.

---

[3] N. T. línea de energía, a lo largo y ancho del cuerpo.

Los ejercicios cardiovasculares

Estos ejercicios reducen el estrés y aumentan el flujo de oxígeno al cerebro y al corazón. También disminuyen la presión sanguínea y el colesterol, y le ayudan a perder peso. Algunas personas creen que trabajar con intensidad una sesión de ejercicios Pilates, puede ser un ejercicio cardiovascular, sin embargo, esta función no se encuentra por lo general dentro del alcance del Método Pilates. No obstante, resaltar y restaurar la función cardiovascular es un componente importante del acondicionamiento. Aunque los siguientes ejercicios no forman parte del Método Pilates, creo fervientemente que deben estar en un libro dedicado al ejercicio con balón y el bienestar total.

Mucho de mi conocimiento general del ejercicio con balón, se lo atribuyo a la fisioterapeuta Joanne Posner-Mayer. Sus libros y videos me inspiraron, cuando estaba seleccionando los siguientes ejercicios de rebote en el balón. También he consultado los videos de los maestros de *Fitball*, Trish Scott y Cheryl Soleway por ideas de ejercicios cardiovasculares (ver la sección de Fuentes).

Estos ejercicios no sólo incrementarán su ritmo cardíaco, sino que también lo ayudarán a prácticas con seguridad. El balón protege al cuerpo y automáticamente activará los músculos apropiados para soportar la espina dorsal. Joanne Posner-Mayer afirma que rebotar en el balón ayuda a alinear la espina dorsal y a activar los músculos que están a su alrededor, para enderezarla y soportarla, y que el rebotar por periodos prolongados puede incrementar la resistencia de postura, para sentarse y pararse sin apoyo. Diviértase mientras libera el estrés y al mismo tiempo mejore su acondicionamiento cardiovascular.

Siga estas indicaciones cuando rebote en el balón.

- Trabaje con una buena postura.
- Nunca doble o gire la espina dorsal cuando rebote.
- Asegúrese que tiene suficiente espacio o acerque una silla para ayudarse en el equilibrio. Los principiantes deben mantener una mano sobre el balón, cuando empiecen.
- En lo alto de su sesión de ejercicio cardiovascular, mantenga siempre el suficiente aire como para sostener una conversación.
- No olvide incluir en su ejercicio aeróbico una sección de enfriamiento. No se detenga simplemente; en lugar de eso, continúe rebotando con suavidad con movimientos lentos y sencillos de brazos, sin pasar del nivel del corazón.
- Para proteger las rodillas y las caderas, los maestros de aeróbics prefieren un balón más grande, para mucho trabajo de rebote. El ángulo de la cadera no debe de exceder los 90°.

ejercicio aeróbico

El ejercicio aeróbico debe formar parte de cualquier programa de entrenamiento, pero debe evitar el alto impacto. Trabajar con el balón es un medio perfecto porque protege el cuerpo. Los problemas pueden aumentar si no se mantiene una postura correcta. Empiece un programa cardiovascular, a una intensidad moderada durante quince minutos, tres veces a la semana.

Rebotar más

Rebote lo más fuerte que pueda, teniendo cuidado de no caerse. Al principio preferirá hacerlo sosteniéndose de algún mueble, para mantener el balance. Estos ejercicios se pueden intensificar al usar mancuernas pequeñas o hacerlo a doble tiempo. Los rebotes repetidos, con o sin movimientos de brazos y pies, aumentarán el ritmo cardiaco, pero sólo si estas actividades se mantienen por el tiempo suficiente.

Propósito Calentar el cuerpo e incrementar el acondicionamiento cardiovascular y la coordinación.

Advertencias •No doble o gire la espina dorsal mientras esté rebotando. •Mantenga el cuello y la cabeza alineados con la espina dorsal. •Conserve alineados los dedos de los pies y las rodillas. Impida que estas últimas se proyecten más allá de los dedos de los pies.

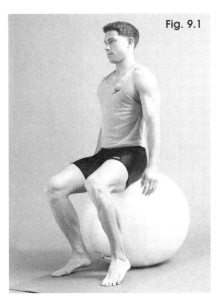

Fig. 9.1

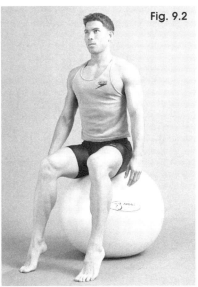

Fig. 9.2

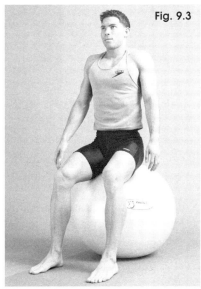

Fig. 9.3

posición inicial

Siéntese en el centro del balón, con las rodillas alineadas con los tobillos, las piernas sólo un poco más separadas de la distancia entre las caderas; los pies paralelos.

movimiento 1: rebotar

Presione los pies contra el suelo, active los músculos de los muslos y rebote tan fuerte como le sea cómodo (fig. 9.1). Relájese y respire mientras rebota.

movimiento 2: talones levantados

Presione los dedos de los pies contra el piso y levante los talones mientras rebota (fig. 9.2).

movimiento 3: hombros encogidos

1. Mientras rebota, suba y baje los hombros (fig. 9.3).
2. Repita cada movimiento de ocho a diez veces y gradualmente aumente las repeticiones.

Rebotar con brazos

Practique los siguientes ejercicios sin rebotar. Sostener unas pesas de medio kilo en las manos puede realizar todas estas prácticas, pero tenga cuidado de no separar los pies del piso en los primeros tres ejercicios. El equilibrio y la coordinación son desafiados y el sistema cardiovascular es puesto a prueba, cuando se agrega al rebote el columpiar los brazos.

Propósito Calentar el cuerpo e incrementar el acondicionamiento cardiovascular y la coordinación.

Advertencias •Practique primero con los pies en el piso. •Mantenga los brazos dentro de una gama confortable. •Alinee las rodillas con los pies. •No suba los brazos si tiene problemas de cuello.

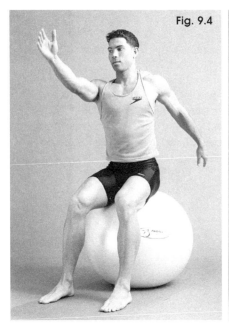
Fig. 9.4

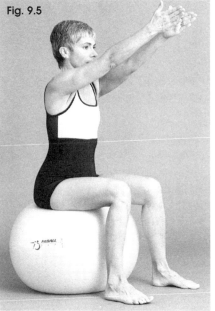
Fig. 9.5

posición inicial

Siéntese en el centro del balón, con las rodillas sobre los tobillos, las piernas separadas un poco más de la distancia entre las caderas y con los pies paralelos.

movimiento 1: columpiar los brazos

Mueva un brazo hacia delante, el otro hacia atrás (fig. 9.4). Colúmpielos y luego presione los pies contra el piso, para activar los músculos de los muslos y rebote. Mueva un brazo hacia delante y el otro hacia atrás.

movimiento 2: aplauso adelante y atrás

Mientras rebota, aplauda enfrente del cuerpo (fig. 9.5) y luego haga lo mismo atrás.

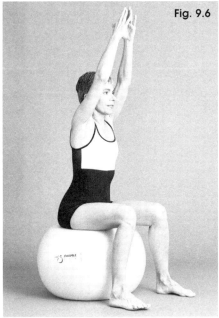

Fig. 9.6

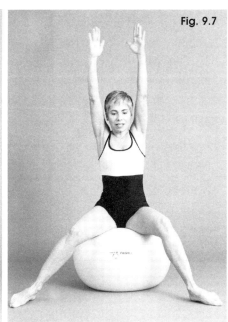

Fig. 9.7

movimiento 3: aplauso sobre la cabeza

Mientras rebota, aplauda sobre la cabeza (fig. 9.6) y luego a los lados del balón.

movimiento 4: la marioneta — intermedio

Intente primero sólo con los brazos. Mientras rebota, aplauda sobre la cabeza. Con el siguiente rebote

regrese al centro y aplauda a los lados del balón.

1. Agregue piernas: mientras rebota, separe las piernas y aplauda sobre la cabeza (fig. 9.7).

2. Con el siguiente rebote aplauda al lado del balón y regrese las piernas al centro.

3. Repita cada movimiento de ocho a diez veces.

Golpecitos de pies

Querrá intentar primero este ejercicio sin rebotar. Levantar los pies reduce la base de soporte y lo hace trabajar más fuerte, para permanecer en el balón. Cuando haya dominado los golpecitos de frente y lado, intente los pasos de "can-can", movimientos de esquí paralelo o cualquier combinación de rebote que desee su corazón. Se pueden aumentar movimientos de brazos, pero cuando los levante a los lados manténgalos debajo de la altura de los hombros. Esto ayuda a mantener los hombros abajo. No olvide revisar su ritmo cardiaco.

Propósito Calentar el cuerpo y aumentar el acondicionamiento cardiovascular y la coordinación.

Advertencia •Relájese y respire al rebotar.

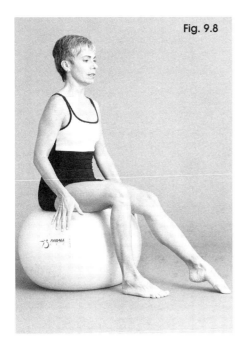

Fig. 9.8

posición inicial

1. Siéntese en el centro del balón, alinee las rodillas con los tobillos y separe las piernas sólo un poco más de la distancia entre las caderas, los pies paralelos.
2. Presione los pies contra el piso, active los músculos de los muslos y rebote.

movimiento 1: golpecitos frontales de pie

1. En el primer rebote, dé un golpecito con un pie enfrente de usted (fig. 9.8). Con el siguiente rebote, regrese el pie a su lugar inicial.
2. Repita de ocho a diez veces con cada pie y gradualmente aumente las repeticiones.

movimiento 2: golpecitos laterales de pie

1. En el primer rebote, dé un golpecito con el pie de lado. Con el siguiente, regrese el pie al centro.
2. Repita de ocho a diez veces de cada lado y gradualmente aumente las repeticiones.

Puntapiés

La inteligencia está en el aire con estos puntapiés. Mantenga una buena postura mientras levanta la pierna, conservando la mirada al frente. Aumentar los brazos a los movimientos de piernas desafía la coordinación, el ritmo y el equilibrio.

Propósito Calentar el cuerpo y aumentar el acondicionamiento cardiovascular y la coordinación.

Advertencias • Asegúrese que la buena postura de alineación no se comprometa con el movimiento.

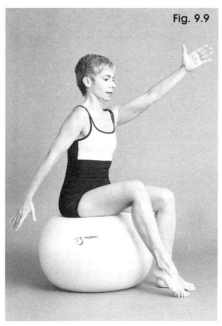

Fig. 9.9

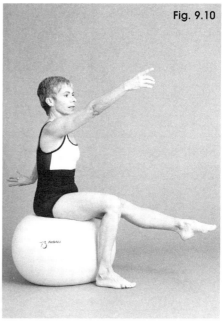

Fig. 9.10

posición inicial

1. Siéntese en el centro del balón, con las rodillas sobre los tobillos, las piernas sólo un poco más separadas de la distancia entre las caderas y los pies paralelos.

2. Presione los pies en el piso, active los músculos de los muslos y rebote.

movimiento 1: marchas

1. Con un rebote, levante una rodilla. Con el siguiente baje el pie.

2. Repita con el otro pie y continúe marchando.

3. Agregue los brazos, usando el opuesto a la pierna que está levantando (fig. 9.9).

movimiento 2: puntapiés

1. Con un rebote lleve la pierna hacia arriba, hasta que la rodilla esté lo más derecha posible. Con el siguiente rebote, regrese el pie al suelo.

2. Repita con la otra pierna y continúe dando puntapiés.

3. Agregue los brazos, usando el opuesto a la pierna que está levantando (fig. 9.10).

4. Repita cada movimiento de ocho a diez veces y gradualmente aumente las repeticiones.

Moverse alrededor del balón

Los siguientes ejercicios son mucho más duros de lo que se ve. Tenga cuidado de no caer sobre el mobiliario u otros objetos del cuarto. Proteja su caída con los pies. Recuerde: está moviendo el cuerpo cuando se encuentra arriba al rebotar.

Propósito Calentar el cuerpo y aumentar el acondicionamiento cardiovascular y la coordinación.

Advertencias •Asegúrese que la correcta alineación de postura no está comprometida por el movimiento.

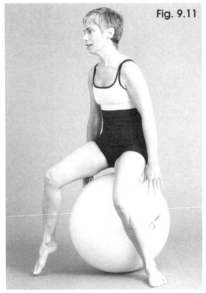

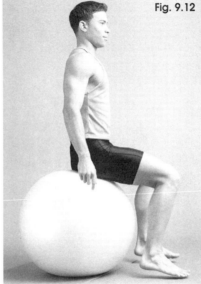

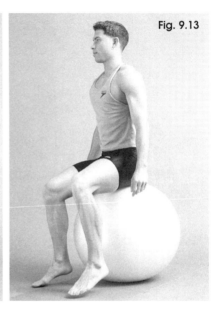

posición inicial

1. Siéntese en el centro del balón, con las rodillas sobre los tobillos, las piernas separadas sólo un poco más de la distancia entre las caderas y los pies paralelos.
2. Presiones los pies contra el piso, active los músculos de los muslos y rebote.

movimiento 1: paso alrededor — intermedio

1. Rebote y dé un paso al lado (fig. 9.11). Con el siguiente rebote, junte los pies.
2. Repita mientras que hace un círculo alrededor del balón.
3. Cambie de dirección.

movimiento 2: salto alrededor — intermedio

1. Rebote y salte al lado con los dos pies (fig. 9.12).
2. Repita el salto mientras que gira alrededor del balón en una dirección (fig. 9.13).
3. Cambie de dirección.
4. Repita dos o tres veces en cada dirección.

131

Desestresarse con el balón: relajación

Muchos de los ejercicios que se encuentran en las clases modernas de aeróbicos, pueden transportarse al balón con seguridad. No más pretextos para empujarse de forma aburrida y vigorosamente, para mantener el pedaleo sobre una bicicleta estacionaria por unos cuantos kilómetros más. Pero hay muchas otras formas para liberarse del estrés. En cualquier sesión de ejercicio, necesita darse un equilibrio entre el esfuerzo y la total relajación.

Ahora nos relajamos y usamos el balón no para rebotar, sino para incitar la relajación y el reposo. Algunas veces el primer paso para dejar ir el estrés, es simplemente ser capaces de reconocer cuando estamos reteniendo tensión. El siguiente es aprender a experimentar un estado profundo de relajación, para que podamos regresar a él cuando sea necesario. Descansar después del ejercicio es altamente beneficioso, pero no use las posturas de relajación cuando se esté enfriando, después de una sesión de ejercicio aeróbico intenso como correr o una carrera en bicicleta. Estas posturas deben hacerse sólo después de haberse enfriado. O disfrutarlas en sí mismas como intervalos de respiros o relajación, después de un día muy estresante.

En la postura de relajación 1, deslizar el balón bajo las rodillas libera la espalda baja del estrés excesivo. Una pequeña almohada delgada bajo la cabeza, puede hacer que se sienta más a gusto. Si tiene los pies fríos, use calcetines. Tenga una manta cerca de usted.

Para algunas personas no es relajante recostarse de espalda. Si este es su caso, entonces preferirá probar la pose 2. Casi todo el mundo adora esta pose: no sólo hace que se abra la espina dorsal superior y libera los músculos del cuello, sino que le da a uno la sensación de seguridad y comodidad parecida a la del seno materno. Si siente mareos, arrodíllese frente el balón, doble una rodilla hacia dentro y luego la otra, y abrace el balón, liberando la cabeza hacia un lado.

En la postura de relajación 3, la mitad del cuerpo está boca abajo, creando un efecto energizante muy poderoso. Esta postura, que fue adaptada de una de yoga, puede ayudar a limpiar los órganos y a sanar dolores fuertes de cabeza. También es un gran remedio para el dolor de piernas y pies adoloridos. Cada vez que la fatiga lo ataque, suba los pies por un momento y refrésquese.

Algunas veces sólo recostarse en el piso, haciendo nada, es el "ejercicio" más retador de todos, porque nuestras mentes están siempre trabajando de más y fácilmente se distraen. Deshacerse del estrés con el balón está abierto a cualquiera, sin importar cuál sea su nivel de acondicionamiento. Si usted puede respirar, se puede relajar. Recuerde: estamos tratando de liberar la mente y el cuerpo.

posición de relajación 1

1. Deslice el balón bajo usted y ponga la espalda baja en el piso (fig. 9.14). Permita que los párpados se cierren y luego deje que los ojos se hundan sin esfuerzo en sus cavidades. Concéntrese en su respiración, especialmente en la larga exhalación, y en el sentimiento total de relajación que trae al cuerpo.

2. Ahora cierre la mano derecha fuertemente por cuatro tiempos y relaje.

3. Doble la muñeca derecha llevando la mano hacia atrás, sostenga por cuatro tiempos y libere.

4. Levante la mano derecha hacia los hombros, apriete durante cuatro tiempos y libere.

5. Flexione dedos del pie derecho durante cuatro tiempos y libere.

6. Apriete los músculos de la pantorrilla derecha, al empujarlos contra el balón, sostenga por cuatro tiempos y libere.

7. Levante la pierna derecha fuera del balón 5 centímetros, mantenga cuatro tiempos y libere.

8. Levante el glúteo derecho 2.5 centímetros fuera del tapete, apriete durante cuatro tiempos y libere.

9. Suba el hombro derecho hacia la oreja, sostenga por cuatro tiempos y libere.

10. Repita con el otro lado del cuerpo.

posición de relajación 2

1. Arrodíllese frente el balón y pliegue el cuerpo sobre el balón, dejando las manos en el tapete frente usted (fig. 9.15). Permita que la gravedad estire su cuello y espina de forma natural, mientras usted explora la redondez del balón y su textura de inflado con aire.

2. Déjese caer más profundamente hasta que la cabeza esté a medio centímetros del suelo.

3. Empiece por el dedo pequeño del pie izquierdo, lleve su conciencia hasta él y luego trabaje de dedo en dedo, del talón al arco, de éste al tobillo, moviendo a lo largo del pie izquierdo. Continúe llevando su conciencia al talón izquierdo, al tobillo, la

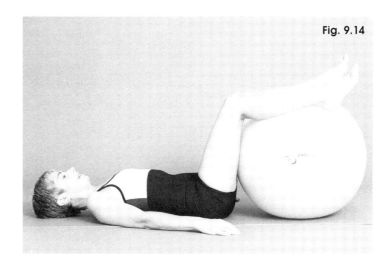

Fig. 9.14

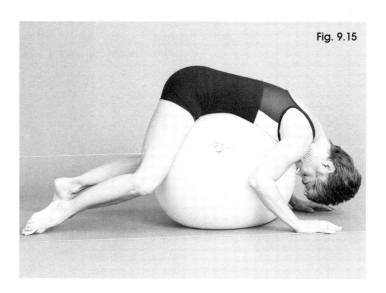

Fig. 9.15

pantorrilla, la parte trasera de la rodilla, el muslo, la pelvis y trabaje hacia arriba el lado izquierdo del cuerpo, por el torso, los brazos y la cabeza.

4. Trabaje un lado del cuerpo y luego el otro.

posición de relajación 3

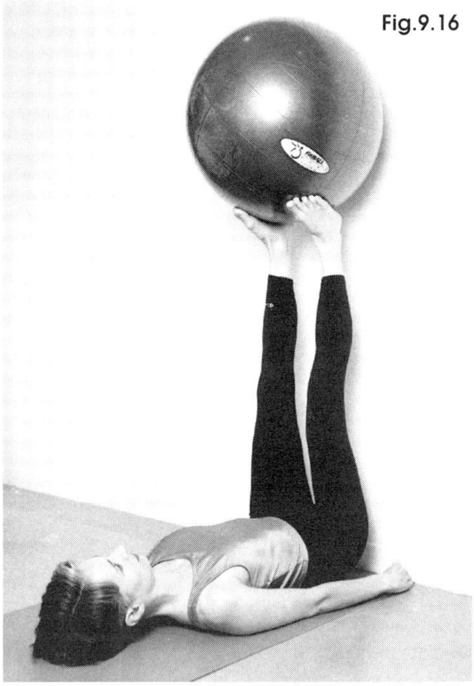

1. Lleve los glúteos rápidamente hacia la pared para que usted descanse cerca de ella. Coloque el balón contra la pared, luego lentamente ruédelo hacia arriba con los pies. Equilibre el balón lo más que pueda sobre las plantas de los pies, no con los lados. Los pies están separados a una distancia similar a la de los huesos de "asiento" (fig. 9.16). Mantenga esta posición por unos momentos, tomando algunas respiraciones profundas y calmadas. Note cómo el suave peso del balón permite a las piernas hundirse pesadamente en las cavidades de la cadera.

2. En seguida, empuje toda la respiración hacia fuera, buscando el fondo para exhalar. Encuéntrelo, explórelo e inhale sin prisa. Exhale otra vez lentamente de esta manera.

3. Luego practique la respiración hacia la parte de atrás de la caja torácica. Sienta cómo se abren las costillas por atrás y se cierran sobre el tapete.

4. Finalmente, trate de respirar profundamente hacia el estómago, notando cómo los músculos de la pelvis se liberan.

5. Sienta cómo se liberan las piernas conforme la sangre corre por ellas, hacia abajo.

6. Mantenga esta posición por 5 minutos o más, usando la respiración para sacar la tensión fuera del cuerpo.

Fig.9.16

En el siguiente capítulo, he detallado tres diferentes sesiones de ejercicios: *Balón básico*, *Balón intermedio* y, para aquellos de ustedes que se estén recuperando de lesiones o limitaciones, *Balón restaurativo*. He diseñado estas sesiones de ejercicios para satisfacer las diferentes necesidades y expectativas de acondicionamiento.

Pronostico que durante esta década, el mundo va a tener un gran romance con el ejercicio con balón. Únase a nosotros y forme parte de ese romance.

10
Pilates con balón para siempre

Viajes contra arribos: la historia de Lucy

Hace cinco años, le diagnosticaron a Lucy esclerosis múltiple. Aunque no amenaza la vida de inmediato, esta enfermedad puede ser despiadada porque selecciona y destruye áreas del cerebro y la médula espinal, y deja a quien la padece temeroso sobre la manera en que la enfermedad puede terminar en el cuerpo. Los síntomas incluyen: debilidad, falta de sensibilidad y equilibrio, problemas de visión y vejiga.

Yo no estaba segura de cuánto podría ayudar a Lucy. Como es el caso con tantas lesiones y enfermedades, uno necesita equilibrar la investigación sobre la circunstancia, con su experiencia de qué ve en realidad cuando trabaja con una persona. Acepté intentarlo.

Al método de Joseph Pilates de acondicionamiento físico y mental se le llamó originalmente "Contrología". Pilates quería que los estudiantes obtuvieran el dominio sobre sus mentes y cuerpos. Para todos nosotros, especialmente para Lucy, esto significa trabajar dentro de nuestras propias limitaciones.

La meta de Lucy era mantener tanta movilidad como le fuera posible, para que pudiera ser independiente y no tener que confiar demasiado en su silla de ruedas. También quería regresar el tono muscular a sus piernas e incrementar su estabilidad lo más posible, cuando se moviera. La debilidad de sus piernas era mayor de un lado y habló de sentir náuseas cuando no podía conectar la sensación de las plantas de los pies con su cuerpo.

Cuando comenzamos a trabajar juntas, noté que Lucy quería ir aprisa y finalizar cada serie de repeticiones. Sentí que su "convulsión" no era simplemente el resultado de un tono muscular disminuido ni por las dificultades para coordinar la secuencia de movimientos. Era casi como si su mente le estuviera diciendo a su cuerpo, que corriera al rápido ritmo de alguna clase de aeróbicos del pasado. También insistía en saber cuántas repeticiones y series de cada ejercicio debíamos hacer. Se sorprendió cuando le expliqué que deberíamos hacer sólo una serie de seis a ocho repeticiones. Había estado forzándose para hacer tres series de diez repeticiones, sin importar cuánto odiara el ejercicio. Este tipo de estricta alimentación, por la fuerza, ya sea para verse bien en una camiseta o, como en el caso de Lucy, para salvar su cuerpo de la pérdida de funcionamiento, puede traducirse en un profundo odio por los gimnasios, los aparatos de ejercicios y el ejercicio en general.

Como mucha gente, Lucy estaba impresionada de oír que se pueden obtener resultados efectivos al no trabajar de más el cuerpo. También le recordé que hacer esto era contraproducente para alguien con esclerosis múltiple, donde los niveles de fatiga deben ser constantemente vigilados durante todo el día.

En la siguiente sesión mencioné el tema de la actitud de Lucy hacia el ejercicio. Ella confesó lo que yo ya sospechaba: que no le gustaba el ejercicio y que lo había hecho toda su vida. No estaba interesada en aprender sobre el Método Pilates, ni explorar el trabajo con balón por su propio bien, sino sólo para obtener su propósito: un incremento en su tono muscular.

No me podía imaginar cómo podría ser el manejo cotidiano de esta impredecible enfermedad. Pero comprendí la actitud de Lucy. Como muchas personas, siempre tengo una meta en la mente y quiero soluciones rápidas y arreglos para mis problemas, grandes o pequeños. También estoy en tremenda prisa por llegar, aunque la experiencia me ha mostrado una y otra vez que la verdadera satisfacción estriba en el viaje: la aceptación de la vida en el momento presente. No importa lo que un cansado viajero haya descubierto, llegar no es todo para lo que está hecho.

Afortunadamente, a Lucy le gustó la idea del balón. Lo vio juguetón y divertido. Las dos esperamos que el balón la inspiraría a través de los valles y montañas que estuvieran adelante.

Empezamos con la respiración. Esta no llegó fácilmente y pasamos mucho tiempo en eso. "Está bien", le aseguré a Lucy mientras ella giraba los ojos al reloj. "La respiración es parte de lo que necesitamos aprender". Expliqué que ayuda al cuerpo a dejarse ir y rendirlo al momento inmediato. Creo que ésta es una de las razones claves por las que la gente se tarda tanto en sentirse cómoda con el trabajo de respiración. Respiramos cada segundo del día, pero no nos abrimos fácilmente para vivir y aceptar el aquí y el ahora.

En la tercera sesión, le sugerí cambiar de habitación. En ese momento, su cuarto de ejercicio era uno iluminado con luz fluorescente que compartía con un congelador, una vieja caminadora y un panteón de varias piezas de equipo, que Lucy confesó nunca había usado. Las paredes estaban forradas con cintas magnéticas de ejercicios que había comprado, pero ni siquiera les había quitado la envoltura. Le sugerí que nos cambiáramos a otro cuarto, uno que ella pudiera asociar con la relajación y el placer y no con los fracasados intentos del pasado por hacer ejercicio.

Al correr de las semanas, Lucy descubrió que en cada ejercicio en sí mismo, se podía encontrar algo. Algunas veces eso significaba simplemente sentir el movimiento en su lado bueno y luego compararlo con su lado débil. Algunos días, los signos no pasaban por su cuerpo, pero sus músculos aún eran capaces de trabajar, así que hacíamos estiramientos pasivos o trabajábamos con la respiración. La mantuve concentrada en lo que estaba logrando día a día. Fue una meta duramente lograda, pero al final Lucy vio el valor del ejercicio por sí mismo y no sólo como algo que tenía que hacer. La admiré por el coraje que tuvo para aceptar esta decisión.

Honre su propio ritmo

Nadie puede definir qué tan rápido debe de mejorar su acondicionamiento. Existen muchos libros sobre el tema y artículos de revistas, que ofrecen pistas para los maratones atléticos de otras personas y guerreros de fin de semana, pero cada caso es diferente. Un viaje mente/cuerpo es tan privado como viajar solo. Los agentes de cambio -directores técnicos, entrenadores, quienes desean su bien, y amigos de viaje- lo único que pueden hacer es darle muchos consejos. El viaje es solitario: cuando se estanca o se va en picada, únicamente usted es quien puede maniobrar a través de ellos. Sólo usted es quien obtiene las recompensas.

Lo que adoro del balón es que es impredecible y juguetón, y lo anima a cavar más profundamente en su interior para sobrellevarlo. Recuerde: el crecimiento nos llega a tropezones. Puede que haya un gran estancamiento de frustración, donde parece no haber ningún progreso. Todos tenemos uno de esos días en los que deseamos darnos por vencidos, dejar que el aire salga del balón y guardarlo. ¡Por favor no lo haga! En esos días dése el permiso de flojear. Haga algunos estiramientos encima del balón y luego repose en una deliciosa postura de relajación. Deseará acompañar esto con una profunda respiración o poner una cinta de visualización guiada. O cambiar la velocidad y simplemente sentarse en el balón mientras ve televisión o habla por teléfono. Sentarse diez minutos en el balón es bueno para la espalda y hablar con un amigo despejará el ambiente.

Afortunadamente uno de los mejores aspectos de *Pilates con balón*, es que la mayoría de los estudiantes se sienten más altos y fuertes aún después de una sesión. De repente disfrutará realizar un ejercicio, como las lagartijas por ejemplo, que creyó nunca volvería a hacer otra vez. Notará que la pretina se siente más floja, sus muslos más delgados y que sus brazos y espalda están más fuertes y modelados.

Acéptese a usted mismo como es el día de hoy

En la introducción hablamos de la importancia de sanar su relación con la actividad física. Espero que este libro lo haya acercado al entendimiento de su cuerpo y su conexión psicológica con el ejercicio. Al obtener este entendimiento, usted puede seguir adelante y cosechar los beneficios de *Pilates con balón*, ya sea que esté o no en muy buena condición. Parte de la solución es el equilibrio entre la aceptación de dónde está su cuerpo y luego, suave pero firmemente, inspirarlo para seguir adelante.

Cuando estudié ballet, a menudo me enfocaba en lo que yo no era. No podía acallar la voz en mi cabeza: empecé a llegar tarde, no estaba tan flexible o tan delgada como las demás bailarinas, confundía la coreografía y mis saltos no tenían gracia; me era muy difícil manejar mis piruetas. Amaba la sensación física del baile, la sensual ráfaga de volar por el espacio, pero envenené esos deseos al compararme constantemente con los demás. Esta hostilidad causó un agujero sin fondo, de nostalgias, envidias y necesidades. Cuando conseguía la magnífica oportunidad de estudiar con un prestigioso maestro o asistir a una escuela especial de ballet en el verano, la ansiedad y la vergüenza destruían el placer de esas experiencias. El baile, el que empecé como un amigo, al final lo terminé como un enemigo, que tenía este poder de hacerme sentir feliz o triste, quererme u odiarme.

Deténgase ahora mismo y haga un inventario de todas las alegrías físicas que su vida posee en este momento. Haga una lista en su mente o en un papel: su salud, su movilidad, el poder ser capaz de caminar, ver la belleza a su alrededor. Si sufre de una larga condición crónica o de alguna enfermedad seria, que haya afectado su sistema nervioso, trate de enfocarse en cuánta movilidad posee y qué metas realistas puede conseguir para nutrir su fuerza, resistencia y coordinación. No olvide sus logros físicos del pasado. Su cuerpo recordará dónde estaba antes y puede regresarlo más rápido de lo que puede imaginar. Considere su bienestar personal, qué tan bien se siente estar en *su* piel y no en la de alguien más. No rechace su cuerpo por los años de sedentarismo, ni luche en contra de su rigidez y restricciones. No desprecie sus debilidades, sus penas, su volumen y enfermedades. Acéptese a usted mismo como es el día de hoy.

Tres sesiones de ejercicios

Lo dejo con tres sesiones de ejercicios: *Balón restaurativo*, un ejercicio para quienes se están recuperando de lesiones, o regresando al ejercicio; *Balón básico*, para aquellos de ustedes que están empezando pero que no tienen limitaciones o lesiones y *Balón intermedio* para lo que están fuertes y en forma y han dominado exitosamente el *Balón básico*. Si usted está iniciando, comience con los ejercicios de *Balón restaurativo*, luego trabaje con *Balón básico* y finalmente con el *Balón intermedio*.

Cada sesión de ejercicios es completa en sí misma. Trate de cumplir con toda la sesión, si puede, o por lo menos con alguna de sus secciones; cada nivel está hecho como un baile completo, del cual no puede únicamente quitar unos cuantos pasos. Estirar por toda la sesión y al final, suavemente se sobrepondrá de las cicatrices. Recuerde los principios de Pilates cuando realice este trabajo. Usted está comprometiendo la mente y controlando el cuerpo con un movimiento preciso, pero sin esfuerzo. Practicar lo ayudará a dominar los movimientos. Preste atención a las advertencias y a los mensajes de su cuerpo. Identifique cuáles son los ejercicios que instintivamente rechaza. Algunas veces nos resistimos a los ejercicios que necesitamos más. Una vez que ha dominado las habilidades básicas, puede agregar los elementos de fluidez e intensidad a su ejercicio.

Recuerde, no es sólo el ejercicio lo que es importante, sino las filosofías y principios detrás del método. La habilidad de centrar su vida y equilibrar las presiones diarias, mantendrán una buena salud en su mente y cuerpo. La Precisión, la actitud alerta y el enfocar, además de no olvidar la respiración apropiada y la postura, deberían extenderse a todas las partes de su vida. Si se mantiene en contacto con el significado oculto detrás del gesto, ya sea bordando en punto de cruz un edredón o doblando su cuerpo sobre el balón, los beneficios y recompensas se multiplicarán.

Ahora es el momento para abrazar *Pilates con balón*, por siempre. Muy a menudo participamos en sanar nuestra mente y cuerpos sólo cuando algo anda mal. Salga de la rutina de trabajar de más y con el tiempo, construya para la relajación y esparcimiento. Haga cambios ahora para revivir su humor y sistema inmunológico. Mire honestamente qué tan bueno es con usted mismo y recuerde las oportunas palabras de la profesional en *Chi Ball*, Mónica Linford: "¿Mataría de hambre, descuidaría o haría trabajar de más a su mejor amigo? Entonces, ¿por qué lo hace con usted mismo?"

Aquí, cada sesión de ejercicio ha sido presentada con pequeñas fotografías que dan una rápida referencia. Una foto ha sido mostrada para representar cada movimiento y para disparar visiblemente su recuerdo del ejercicio. Se proporcionan los números de las páginas, para que pueda fácilmente remitirse a las instrucciones completas en el texto. El nombre que aparece en la parte superior de la hoja, es el del movimiento con su respectivo número de página. Abajo está el nombre del movimiento y el orden en el cual deben seguirse los ejercicios. Recuerde, usted es libre de hacer parte de la sesión, si lo desea, pero intente y siga los ejercicios en orden lo más posible.

Empiece con tres sesiones por semana, aunque sólo trabaje veinte o treinta minutos cada vez. Programe sesiones regulares de ejercicios dentro de su rutina, inclusive escríbalas en su programador diario, para mantenerse al día y hacer de su trabajo con balón una prioridad. ¿Es usted una persona mañanera? O ¿Tendrá la disciplina de ejercitarse en su gimnasio o por la noche, solo, en casa? Es muy recomendable que consulte a su profesional en el cuidado de la salud, antes de empezar éste o cualquier programa de ejercicios nuevo.

principios básicos: una revisión

Los siguientes principios del Método Pilates, son el cimiento sobre el cual *Pilates con balón* está construido.

Concentración: comprometer su mente en lo que el cuerpo está haciendo

Control: acoger la coordinación mente/cuerpo, que garantiza que los movimientos no serán descuidados ni casuales

Centrarse: trabajar desde un centro fuerte

Respiración: respirar en la caja torácica

Alineación de la postura: estar conscientes de la posición que tienen las partes de su cuerpo en el espacio

Fluidez: moverse lentamente y con gracia

Precisión: moverse con golpes corporales exactos, eficientes y precisos

Resistencia: cuando usted esté listo, introducir el elemento de intensidad para construir resistencia

Relajación: aprenda a liberar el cuerpo y no sobre—trabajarlo

SESION DE EJERCICIO 1:
Balón restaurativo

Balón restaurativo

La meta de esta sesión de ejercicios es mover el cuerpo y fortalecerlo, sin agravarlo ni volver a lesionarlo. El *Balón restaurativo* es una sesión de ejercicio suave, que puede aliviar algunos de los dolores de la artritis y lesiones de la espalda baja. Puede relajar músculos y articulaciones rígidos, pero sólo si trabaja lentamente y con cuidado. Esté consciente de sus limitaciones. Recuerde: no estamos simplemente tratando de arreglar el área problemática, sino fortaleciendo los músculos y articulaciones que rodean esta área y también de trabajar con una buena postura y alineación. Deseamos fortalecer los abdominales y otros músculos del centro y agregar flexibilidad al cuerpo.

Si tiene dolor en el cuello, conserve la cabeza sobre el tapete cuando sea posible y haga los ejercicios abdominales sin el balón, colocando las manos atrás del cuello, para soportarlo cuando levante la cabeza del tapete. Es esencial que verifique con su profesional en el cuidado de la salud, sobre estos ejercicios antes de empezar, probablemente querrá mostrarle este libro.

Sentarse (p.32)

1. sentarse

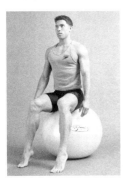

2. inclinación pélvica

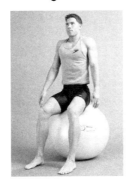

Rebotar (p.34)

3. rebote suave

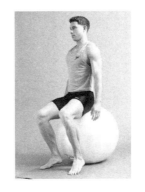

Rebotar más (p.126)

4. elevación de talones

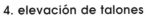

5. encoger los hombros

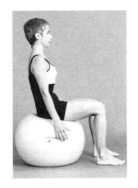

Golpecitos de pie (p.129)

6. golpecitos de pie frontales/laterales

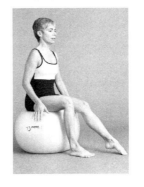

Puntapiés (p.130)
7. marchas

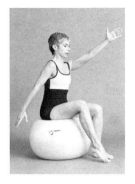

➤ | Detenga el rebote | ➤

(al principio sólo piernas,
luego agregue brazos)

Estiramiento de espina hacia delante (p.35)
8. estiramiento de espina hacia delante

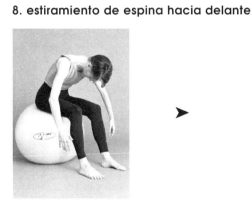

➤

Espalda redonda (p.37)
9. espalda redonda

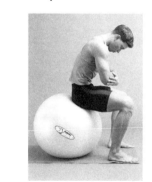

➤

Giro de espina (p.39)
10. giro de espina

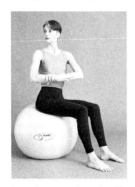

➤ | Vaya al tapete | ➤

(mantenga esta rotación
pequeña; piense en alargar
la espina y no rotarla)

Observaciones de respiración(p.22)

11. respiración abdominal

12. respiración de caja torácica

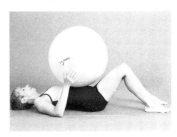
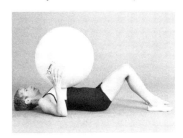

Pequeños rizos abdominales (p.48)

13. pequeños rizos abdominales

Rizos abdominales completos (p.49)

14. rizos abdominales completos

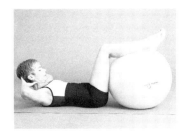
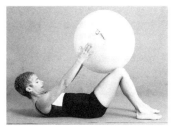

Giros en alto (p.52)

15. medio giro en alto

Círculos con las piernas (p.54)

16. círculos con las piernas

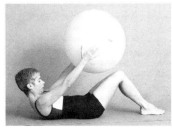

(mantenga las rodillas dobladas)

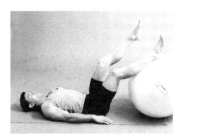

Estiramiento sencillo de piernas (p.56)

17. estiramiento sencillo de piernas

Oblicuos (p.58)

18. sólo apretar

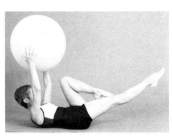
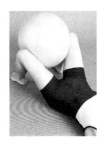

(deje la cabeza sobre el tapete y mantenga
las piernas muy alto en el aire)

Giro de cadera (p.93)

19. giro de cadera

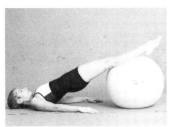

(manténgalo muy pequeño)

Elevación de cadera (p.97)

20. elevación de cadera

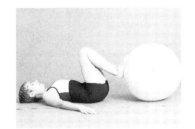

(mantenga la pelvis en el tapete mientras rueda el balón hacia adentro y afuera)

De lado (p.100)

21. de lado

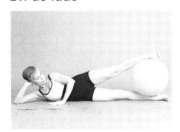

(sólo apriete el balón entre las piernas, no las levante)

Estómago en el balón

Ombligo-a-espina (p.46)

22. ombligo-a-espina

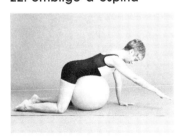

El cisne (p.63)

23. el cisne

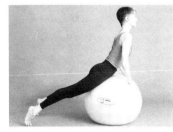

(conserve esta extensión muy pequeña)

Lagartijas (p.102)

23. lagartija básica

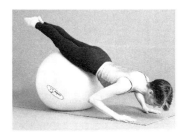

(mantenga el movimiento pequeño
y levante los abdominales para
proteger la espalda baja)

Desestresarse con el balón (p.132)

24. postura de relajación dos

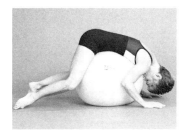

➤ *Siéntese en el balón* ➤

Abrazar un árbol (p.75)

25. abrazar un árbol

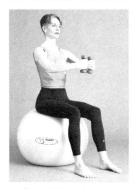

(evítelo si tiene los
hombros encorvados)

Abrir los hombros y giros de bíceps (p.76)

26. abrir los hombros

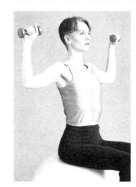

27. girar de bíceps

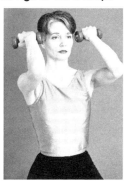

➤

Saludo (p.77)

28. saludo

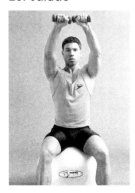

Remo (p.78)

29. remo

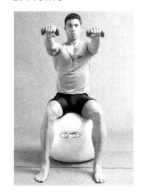

➤ *Párese junto a la pared* ➤

Ejercicios de pies (p.81)

30. pies paralelos **31. pequeño cambio** **32. dedos en media punta** **33. cuclillas amplias**

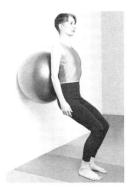 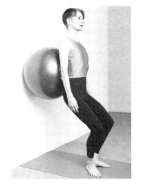 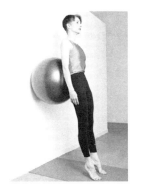 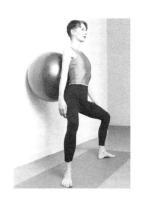

> **Estiramientos**

Estiramiento de hombros (p.117)

34. encoger los hombros **35. brazos sobre la cabeza** **36. dedos entrelazados**

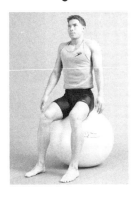 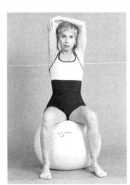 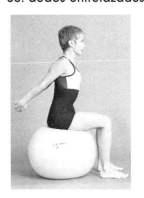

Estiramiento de rana (p.110)   Estiramiento de los hamstrings (p.111)

37. estiramiento de rana   **38. estiramiento de hamstrings con toalla**

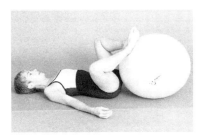 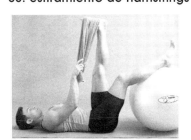

Estiramiento de cadera (p.112)

39. estiramiento de cadera

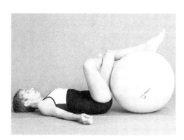

Estiramiento de cuello (p.113)

40. estiramiento de cuello

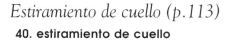
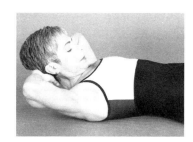

Desestresarse con el balón (p.132)

41. postura de relajación 1

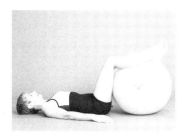

SESIÓN DE EJERCICIO 2:
Balón básico

Balón básico

El *Balón básico* es para aquellos de ustedes que han completado exitosamente el *Balón restaurativo* y no tienen limitaciones ni lesiones. En este nivel tratamos de ganar habilidades y dominar el trabajo esencial, con precisión y facilidad. Queremos estar seguros de que estamos iniciando cada movimiento con la respiración y usándola para mover el cuerpo, lo más eficientemente posible. Deseamos continuar fortaleciendo los abdominales y otros músculos del centro y agregar flexibilidad al cuerpo. Si tiene una espina dorsal saludable, le vamos a agregar a su ejercicio extensión, flexión, rotación y flexión lateral totales.

Sentarse (p.32)

1.sentarse

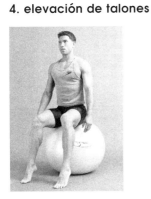

2. inclinación pélvica

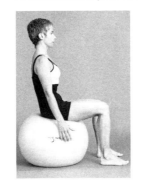

Rebotar (p.34)

3. rebote suave

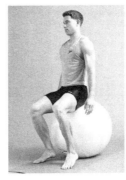

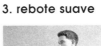

Rebotar más (p.126)

4. elevación de talones

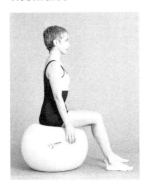

5. encoger los hombros

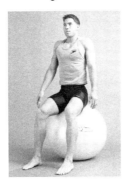

Golpecitos de pie (p.129)

6. golpecitos de pie frontales/laterales

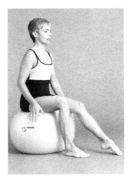

Puntapiés (p.130)

7. marchas

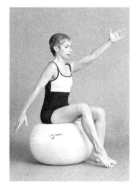

Rebotar con brazos (p.127)

8. columpiar los brazos

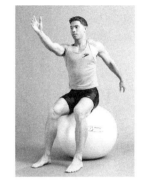

9. aplauso adelante y atrás

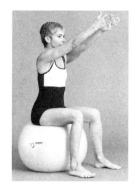

10. aplauso sobre la cabeza

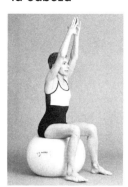

11. La marioneta

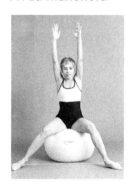

(primero sin brazos)

Detenga el rebote

Estiramiento de espina hacia delante (p.35)

12. estiramiento de espina hacia delante

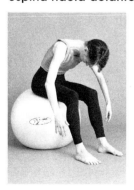

La sierra (p.36)

13. la sierra

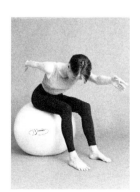

(empiece sin el balón, avance para agregarlo, cuando esté listo)

Espalda redonda(p.37)

14. espalda redonda

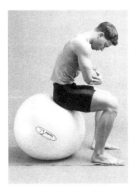

Giro sentado lateral (p.38)

15. giro sentado lateral

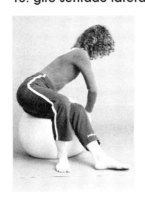

Giro de espina (p.39)

16. giro de espina

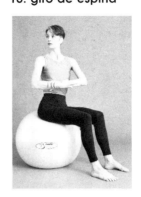

Sirena (p.40)

17. sirena

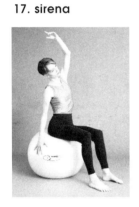

Vaya al tapete

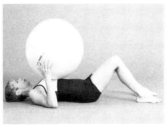

Observaciones de respiración (p.22)

18. respiración abdominal   **19. respiración de caja torácica**

Pequeños rizos abdominales (p.48)

20. pequeños rizos abdominales

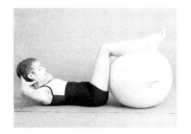

Rizos abdominales completos (p.49)

21. rizos abdominales completos

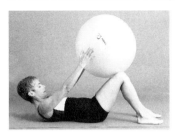

Cascada (p.51)

22. cascada

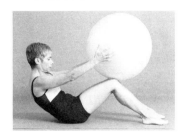

(vaya hacia arriba tan lejos como pueda)

Giros en alto (p.52)

23. medio giro en alto

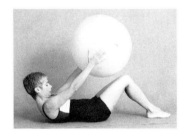

24. giro completo en alto

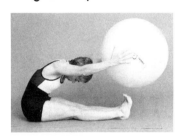

Círculos con las piernas (p.54)

25. círculos con las piernas

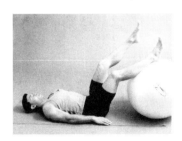

Rodando como una pelota (p.55)

26. movimiento 1

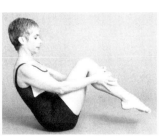

27. movimiento 2

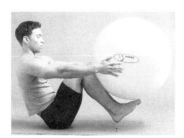

(empiece sin el balón, avance para agregarlo, cuando esté listo)

Estiramiento sencillo de pierna (p.56)

28. estiramiento sencillo de pierna

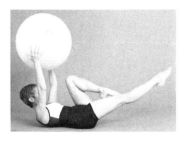

Estiramiento doble de pierna (p.57)

29. estiramiento doble de pierna

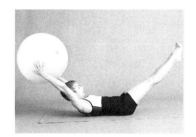

Oblicuos (p.58)

30. oblicuos

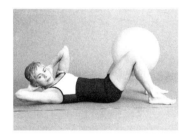

31. sólo apretar

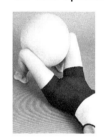

Giros de cadera (p.93)

32. giros de cadera •

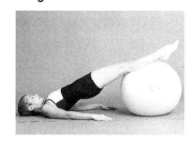

Giros de cadera con balance (p.94)

33. giros de cadera con balance

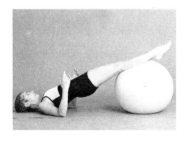

Elevación de cadera (p.97)

34 elevación de cadera - intermedio

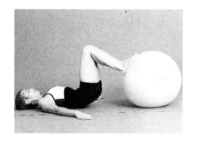

Doblar y estirar (p.99)

35. doblar y estirar

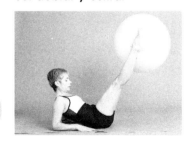

De lado (p.100)

36. de lado

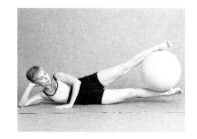

154

Balance de balón (p.101)

37. balance de balón

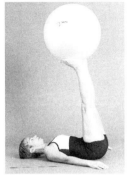

(use la pared si es necesario)

➤ **Estómago sobre el balón** ➤

Ombligo-a-espinas (p.46)

38. ombligo-a-espina

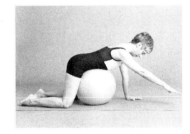

El cisne (p.63)

39. clavado del cisne

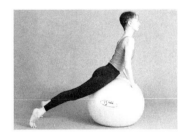

Lagartijas (p.102)

40. lagartija

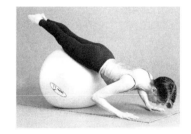

➤

Desestresarse con el balón (p.132)

41. postura de relajación 2

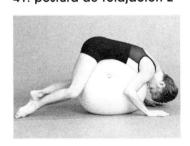

➤ **Siéntese en el balón** ➤

Abrazar un árbol (p.75)

42. abrazar un árbol

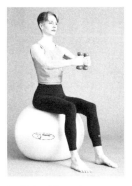

(evítelo si tiene los hombros encorvados)

Abrir los hombros y giros de biceps (p.76)

43. abrir los hombros

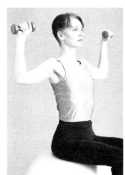

44. giros de bíceps

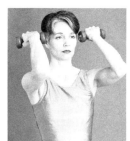

➤

Saludo (p.77)

45. saludo

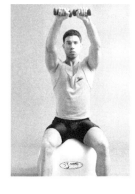

➤

Remo (p.78)

46. remo

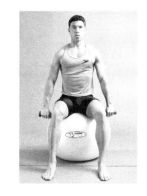

➤

Párese junto a la pared

➤

Ejercicios de pies (p.81)

47. pies paralelos

48. pequeño cambio

49. dedos en media punta

50. bajar y levantar

51. cuclillas amplias

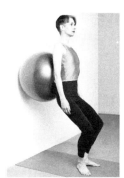
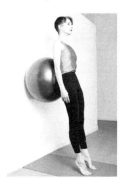
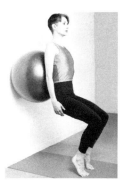
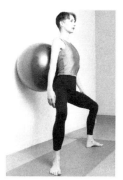

➤

Estiramientos

Estiramiento de hombros (p.117)

52. encoger los hombros   **53. brazos sobre la cabeza**   **54. dedos entrelazados**

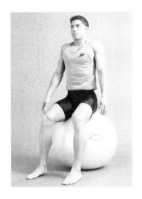   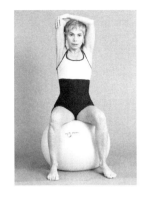   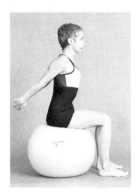

Estiramiento de rana (p.110)

55. estiramiento de rana

Estiramiento de los hamstrings (p.111)

56. estiramiento de hamstring con toalla

Estiramiento de cadera (p.112)

57. estiramiento de cadera

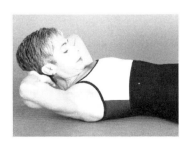   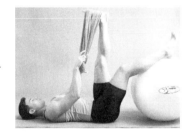   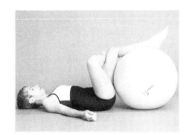

Estiramiento de cuello (p.113)

58. estiramiento de cuello

La concha (p.114)

59. la concha

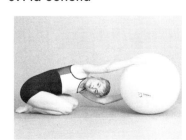

Estiramientos laterales (p.115)

60. estiramiento lateral   **61. estiramiento hacia delante**   **62. pecho hacia arriba**

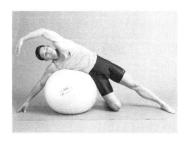 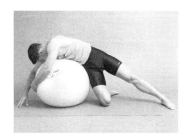 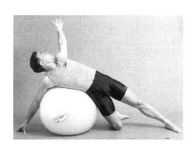

Estiramiento de psoas (p.116)   El arco (p.118)   La posición en cuclillas (p. 120)

63. estiramiento de psoas   **64. tabla**   **65. la posición en cuclillas**

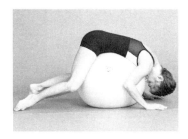 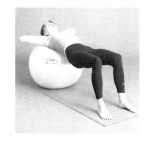 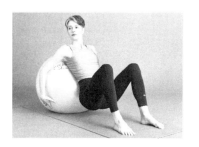

Desestresarse con el balón (p.132)

66. postura de relajación 2   **67. postura de relajación 3**

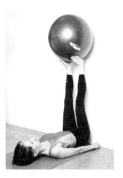

SESIÓN DE EJERCICIOS 3:
Balón intermedio

Balón intermedio

Esta sesión es para quienes son fuertes, que tienen un profundo entendimiento de Pilates o un antecedente de baile o atletismo, o para aquellos que han dominado con éxito *Balón básico* y quieren seguir más adelante. Aquí, la meta es retar al cuerpo para ganar fuerza, sin sacrificar la técnica. Impida hacer rápido la secuencia; moverse lentamente es más duro. Ocasionalmente, es este nivel es apropiado agregar el elemento de velocidad, pero la exactitud y la presión deben permanecer mientras se construye la resistencia. Trabaje desde un centro poderoso; recuerde que son los pequeños músculos profundos los que soportan a los grandes. En un nivel intermedio, no necesariamente agregamos más peso (aunque puede trabajar con pesas de 1 kilo); simplemente retamos a nuestros cuerpos a moverse con más presión y fluidez. Las transiciones son tan importantes como los ejercicios, mientras nos movemos suavemente de un movimiento al siguiente.

Observaciones de respiración (p.22)

1. respiración abdominal

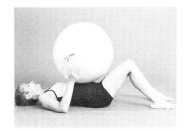

2. respiración de caja torácica

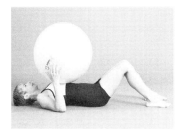

Pequeños rizos abdominales (p.48)

3. pequeños rizos abdominales

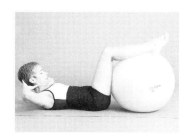

Cascada (p.51)

4. cascada

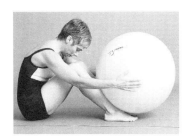

Giros en alto (p.52)

5. giro en alto completo

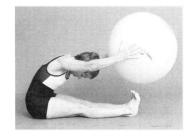

Círculos con las piernas (p.54)

6. círculos con las piernas

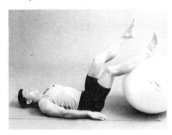

Rodando como una pelota (p.55)

7. redondo como una pelota

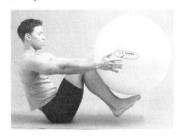

Estiramiento sencillo de pierna (p.56)

8. estiramiento senc illo de pierna

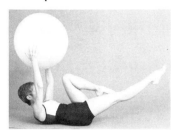

Estiramiento doble de pierna (p.57)

9. estiramiento doble de pierna

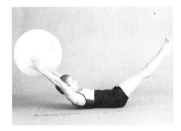

Oblicuos (p.58)

10. oblicuos

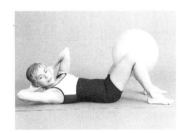

11. sólo apretar

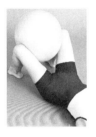

La voltereta (p.59)

12. la voltereta

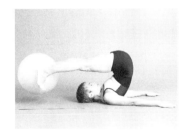

Giros de cadera (p.93)

13. giros de cadera

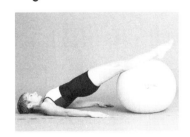

Giros de cadera con balance (p.94)

14. básico

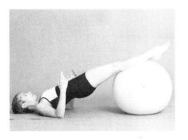

15. intermedio

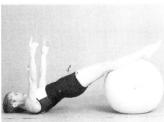

16. avanzado

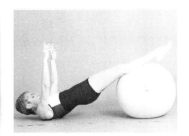

Puentes de hombro (p.95)

17. preparación   **16. puente completo de hombros**

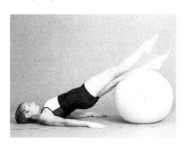 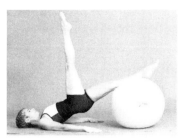 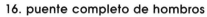

Elevación de cadera (p.97)

19. elevación de cadera   **20. elevación de cadera con una pierna**

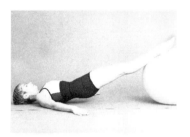 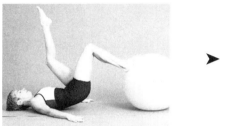

Doblar y estirar (p.99)

21. doblar y estirar   **22. giro de balón**

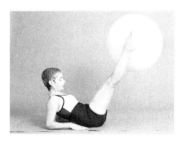 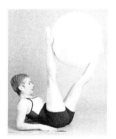

De lado (p.100)

23. de lado

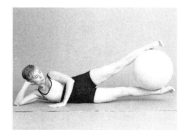

Balance de balón (p.101)

24. balance de balón

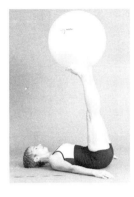

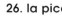

Lagartijas (p.102)

25. lagartija

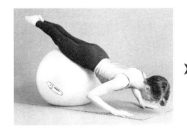

La pica—avanzado (p.103)

26. la pica

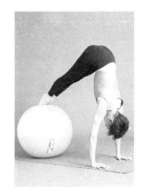

Rizos abdominales superiores (p.50)

27. rizos abdominales superiores

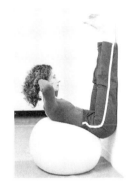

Siéntese en el balón

Estiramiento de espina hacia delante (p.35)

28. estiramiento de espina hacia delante

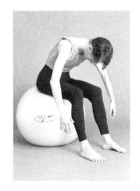

La sierra (p.36)

29. la sierra

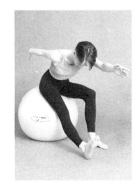

(con estiramiento de hamstring)

Espalda redonda (p.37)

30. espalda redonda

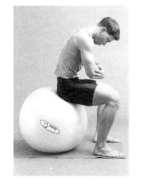

163

Cambio lateral sentado (p.38)
31. giro sentado lateral

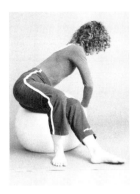

Giro de espina (p.39)
32. giro de espina

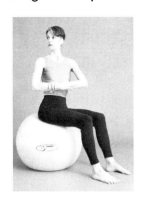

Sirena (p.40)
33. sirena

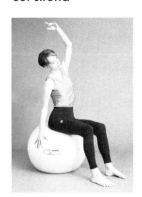

Abrazar un árbol (p.75)
34. abrazar un árbol

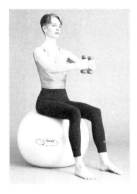

(evítelo si tiene los
hombros encorvados)

Abrir los hombros y giros de biceps (p. 76)
35. abrir los hombros   **36. giros de bíceps**

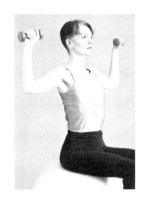

Saludo (p.77)
37. saludo

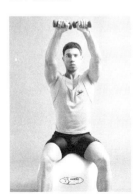

Remo (p.78)
38. remo

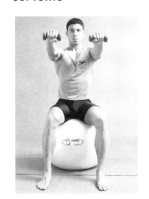

Mariposas y más trabajo de brazos (p.79)

39. aislamiento de escápula   **40. presionar el pecho**   **41. mariposas**

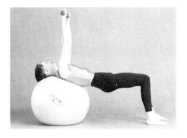 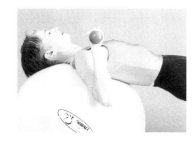 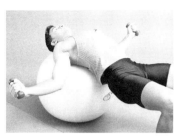

Rebotar más (p.126)

42. talones levantados   **43. encoger los hombros**

Golpecitos de pie (p.129)

44. golpecitos de pie frontal/lateral

Puntapiés (p.130)

45. marchas

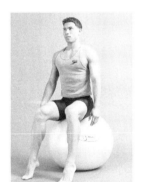 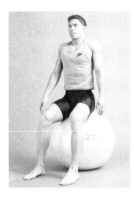 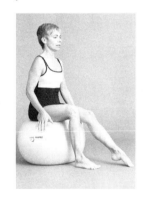 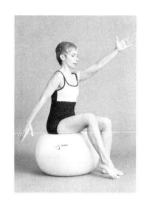

Rebotar con brazos (p.127)

46. aplaudir sobre la cabeza   **47. aplaudir adelante y atrás**   **48. la Marioneta**

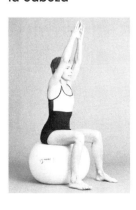 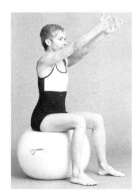 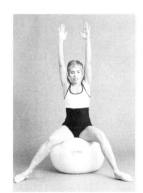

Puntapiés (p.130)

49. puntapiés

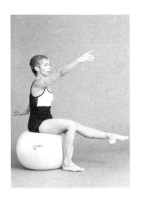

Moverse alrededor del balón (p.131)

50. paso alrededor   **51. salto alrededor**

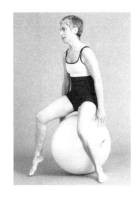
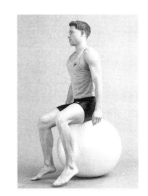

El clavado de cisne (p.64)

52. preparación   **53. clavado completo de cisne**

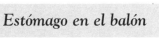

Estómago en el balón

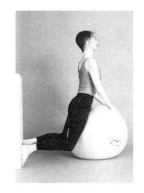
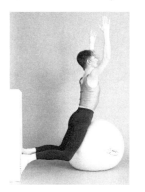

Concha con el balón (p.66) Más extensiones (p.67)

54. concha en el balón   **55. abrir y cerrar las piernas**   **56. golpecitos**

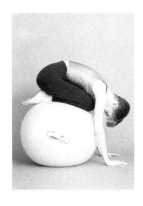
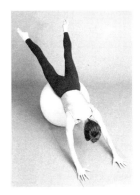
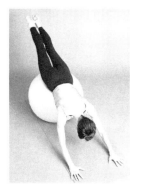

Saltamontes (p.68)

57. saltamontes

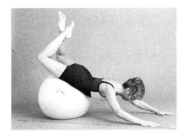

➤ | Párese junto a la pared | ➤

Ejercicios de pies (p.81)

58. pie paralelo | **59. pequeño cambio** | **60. dedos en media punta** | **61. bajar y levantar** | **62. cuclillas amplias**

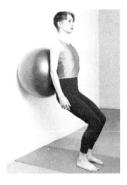 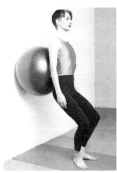 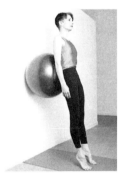 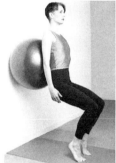 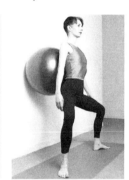 ➤

Salto de rana (p.83)

63. salto de rana

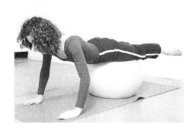

➤ | *Estiramientos* | ➤

Estiramiento de hombros (p.117)

64. encoger los hombros

65. brazos sobre la cabeza

66. dedos entrelazados

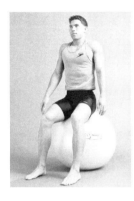 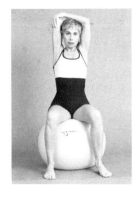 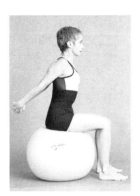

Estiramiento de rana (p.110)

67. estiramiento de rana

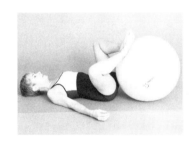

Estiramiento de hamstring (p.111)

68. estiramiento de hamstring

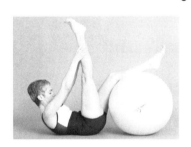

Estiramiento de cadera (p.112)

69. estiramiento de cadera

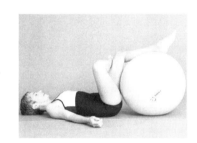

Estiramiento de cuello (p.113)

70. estiramiento de cuello

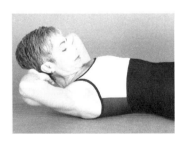

La concha (p.114)

71. la concha

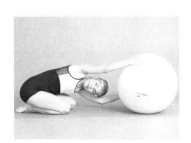

Estiramientos laterales (p.115)

72. estiramiento lateral   **73. estiramiento hacia delante**   **74. pecho hacia arriba**

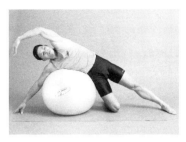 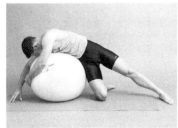 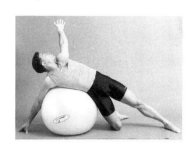

Estiramiento de psoas (p. 116)   El arco (p.118)

75. estiramiento de psoas   **76. tabla con estiramiento de cuadriceps**   **77. el arco**

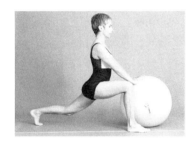 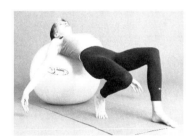 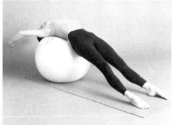

La posición en cuclillas (p.120)   Desestresarse con el balón (p.132)

78. la posición en cuclillas   **79. postura de relajación 2**   **80. postura de relajación 3**

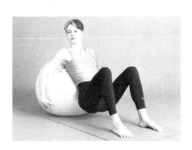 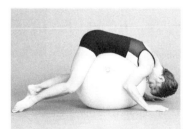 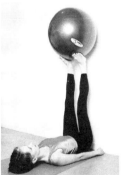

Fuentes

Libros

Calais-Germain, Blandine, *Anatomy of Movement*. Seattle, Wash.: Eastland Press, 1993.

Calais-Germain, Blandine, y Andree Lamotte. *Anatomy of Movement Exercises*. Seattle, Wash.: Eastland Press, 1990.

Carrière, Beate. *The Swiss Ball: Theory, Basic Exercises and Clinical Application*, Germany: Springer-Verlag, 1998.

Hanna, Thomas, *Somatics*. Cambridge, Mass.: Perseus Book, 1988.

Pilates, Joseph, y William John Miller. *Return to Life through Contrology*. Incline Village, Nev.: Presentation Dynamics Inc. 1998.

Posner—Mayer, Joanne, *Swiss Ball Applications for Orthopedic and Sports Medicine*. Longmont, Colo.: Ball Dynamics International, 1995.

Richardson, Jull, y Hides Hodges, *Therapeutic Exercise for Spinal Segmental Stabilization in Low Back Pain*. London: Churchill Livingstone, 1999.

Robinson, Lynne, y Gordon Thomson. *Body Control the Pilates Way*. London: Boxtree, 1997.

Siler, Brooke. *The Pilates Body*. New York: Broadway Books, 2000.

Stark, Steven D. *The Stark Reality of Stretching*. Richmond, B.C., The Stark Reality Corp., 1997.

Winsor, Mari. *The Pilates Powerhouse*. Cambridge, Mass.: Perseus Books, 1999.

Zake, Yamuna, y Stephanie Golden. *Body Rolling: An Approach to Complete Muscle Release*. Rochester, Vt.; Healing Arts Press, 1997.

Cintas de video

Colleen Craig's On the Ball: An Innovative Ball Video Based on the Work of Joseph Pilates. VHS/Color/45 min. www.pilatesontheball.com

Fitball—Back to Functional Movement, de Trish Scott, VHS/Color/30 min.

Fitball—Upper Body Challenge; Fitball—Lower Body Challenges, de Cheryl Soleway, VHS/Color/45 min. cada uno.

Swiss Ball Application for Orthopedic and Sports Medicine, de Joanne Posner—Mayer, VHS/Color/90 min.

Las cintas de video arriba mencionadas, se pueden ordenar a través de Ball Dynamics International o Know Your Body Best; ver la siguiente página para solicitar información.

Somarhythms de Ninoska Gomez, VSH/Color/12 min. Distribuida por Ninoska Gomez, www.caboblancopark.com o ninoskago@hotmail.com

Balón y video: información de pedidos

Ball Dynamics International, Inc.
Fabricantes de Fitball. Catálogo de ejercicios con balón, cintas de video y accesorios.
800–752–2255
www.fitball.com

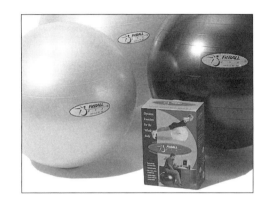

Know Your Body Best
Distribuidor canadiense de ejercicios con balón, cinta de video *Colleen Craig's On the Ball*, equipo y accesorios para masaje terapéutico.
800–881–1681 (en Canadá).
www.knowyourbodybest.com

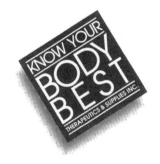

Reconocimientos

Me gustaría dar las gracias a mis padres, Lorraine y David Craig y a mi hermana Jane Welch, por su amor y apoyo invaluable. Gracias a mis sobrinas Lyndsey y Lauren, quienes trabajaron sin descanso conmigo en el balón, permitiéndome aprender mucho de sus cuerpos jóvenes y elásticos.

Muchas, muchas gracias a Laurie Colbert y Dominique Cardona por su ofrecimiento voluntario para filmar mi video, *On the Ball*. Estoy muy agradecida con Craig Rose y Marie Jover-Stapinski por aparecer conmigo en el video y en el libro. Gracias también a Claire Letemendia por sus habilidades de edición y por animarme a través de la escritura del manuscrito; Maureen Dwight por su retroalimentación como terapeuta física; Ingrid MacDonald por su adecuado consejo sobre negocios; David Hou por sus maravillosas fotografías e ilustraciones y Judd Robbins por compartir sus fotografías de Joseph Pilates. Sincero agradecimiento a mi editora de Healing Arts Press, Susan Davidson, por editar extraordinariamente el manuscrito final y por manejar con paciencia los interminables detalles de este proyecto. Gracias a Peri Champine por crear la maravillosa portada, a Janet Jesso por hacer un buen trabajo con las correcciones iniciales y al resto del equipo de diseño, producción y mercadeo de Healing Arts Press.

He tenido muchos maestros en mi continuo entrenamiento de Pilates. Agradezco a Moira Stott por exponerme y certificarme en Stott Pilates, su acercamiento contemporáneo al Método Pilates. Debo agradecer a los extraordinarios instructores senior, que estuvieron en el estudio de Stott durante mi entrenamiento, especialmente Beth Evans, Miriane Braaf, Syl Klotz, Elaine Biagi-Turner y Conni Di Salvo. Además, están aquellos cuyos talleres o videos de movimiento me han sido de utilidad: Danielle Belec, Tanya Crowell, Frank Bach, Karen Carlson, Joanne Posner-Mayer, Trish Scott y Cheryl Soleway. Estoy en deuda con Mari Naumovski, por enseñarme su increíble Trabajo con Balón CuerposEsfera, así como por leer el manuscrito.

Estoy sumamente agradecida a mis patrocinadores, quienes han apoyado económica y emocionalmente mi trabajo desde el principio; Dayna Gutru y a todos en Ball Dynamics International, y a Donna Micallef y Constance Rennett de Know Your Body Best. Quiero agradecerles por proporcionar los balones y por generosamente financiar las ilustraciones y fotografías que aparecen en este libro y en la cubierta (Gracias también a Constance por leer el manuscrito).

A través de los años ha habido gente clave que creyó en mí y me alimentó como escritora. Son Robert Harlow, Florence Gibson, Emil Sher, Ingrid Mac-Donald, Kirsten Strand, Eliza Moore, Rose Scollard, Alexandria Patience, Phillip Kakaza, Edward Shalala, Wayne Morris, Marianne Thamm, Anne Mayne, Vida du Plessis, Helena Scheffler, Christell Stander y Freddie van Staden. A lo mejor, primero que nada, me gustaría agradecer a Lynne Viola por su apoyo emocional de años, su experto consejo editorial y de carrera y por llevarme con ella a fascinantes destinos alrededor del mundo. También gracias a Monty.

Debido a que creo que *Pilates con balón* es beneficioso, tanto para la mente/cuerpo como para el alma, muchos de los epígrafes de mis capítulos son del libro que da énfasis a la salud de la mente, cuerpo y del alma: *Simple Abundance*, de Sara Ban Breathnach.

Finalmente, estoy muy agradecida a los estudiantes y colegas que me han permitido cambiar sus nombres y usar sus historias o combinarlas, a lo largo de todo este libro. Tengo la bendición de contar con los estudiantes más leales del mundo y les envío muchas, muchas gracias a todos ustedes por enseñarme nuevas cosas todos los días.

Agenda de ejercicios

Fecha	Actividad	Comentarios

Fecha	Actividad	Comentarios

Fecha	Actividad	Comentarios

Fecha	Actividad	Comentarios

Fecha	Actividad	Comentarios

Fecha	Actividad	Comentarios

BOOKS OF RELATED INTEREST

El corazón del Yoga
Desarrollando una práctica personal
por T. K. V. Desikachar

Los Cinco Tibetanos
Cinco ejercicios dinámicos para lograr buena salud,
energía, y poder personal
por Christopher Kilham

Reíkí medicina energética
El toque curativo aplicado en casa, en hospitales y asilos
por Libby Barnett y Maggie Chambers con Susan Davidson

La solución para la hipertensión
Prevención y cura natural con el factor K
por Dr. Richard D. Moore

Manual de feng shui
Guía práctica del antiguo arte de la ubicación
por George Birdsall

Alternativa al uso del estrógeno
Terapia hormonal con progesterona natural
por Raquel Martin con Judi Gerstung

Los chakras
Centros energéticos de la transformación
por Harish Johari

El Dominio de la Conciencia
Viviendo los Acuerdos
por Doña Bernadette Vigil con Arlene Broska, Ph.D.

Inner Traditions • Bear & Company
P.O. Box 388
Rochester, VT 05767
1-800-246-8648
www.InnerTraditions.com

Or contact your local bookseller